U0003857

CARE
Good Care ,
Good Living

CARE

Good Care ,
Good Living

CARE

Good Care ,
Good Living

CARE
Good Care ,
Good Living

CARE
Good Care ,
Good Living

care 30

遠離恐怖情人
即使癌症傷了身，心也要繼續快樂

作　　者：溫小平
責任編輯：劉鈴慧
美術設計：何萍萍
封面設計：顏一立
校　　對：陳佩伶
法律顧問：全理法律事務所董安丹律師
出 版 者：大塊文化出版股份有限公司
　　　　　台北市10550南京東路四段25號11樓
　　　　　www.locuspublishing.com
讀者服務專線：0800-006689
TEL：(02) 87123898　FAX：(02) 87123897
郵撥帳號：18955675
戶　　名：大塊文化出版股份有限公司
版權所有　翻印必究

總 經 銷：大和書報圖書股份有限公司
地　　址：新北市新莊區五股工業區五工五路2號
　　　　　TEL：(02) 89902588 (代表號)　FAX：(02) 22901658
製　　版：瑞豐實業股份有限公司
初版一刷：2014年2月
定　　價：新台幣300元
ISBN：978-986-213-505-1
Printed in Taiwan

遠離恐怖情人
即使癌症傷了身，心也要繼續快樂

作者：溫小平

目錄

序
在痛苦處開出美麗花朵 / 溫小平　8

第一章　初遇，面貌千變萬化的他　17

　　　　一句話消滅了他的鬥志　19

　　　　是誰派來的天使　31

　　　　公司沒了我會關門大吉　43

　　　　全世界與我為敵　52

　　　　留下美麗的鏡頭　63

　　　　沉默的綿羊打開心　75

　　　　愛宴　85

第二章　相處，拒絕跟他的腳步起舞　99

　　　　沒有我，他怎麼活下去　101

　　　　抓不住他飛走的心　111

　　　　好想在香榭大道喝杯咖啡　122

　　　　不讓我的家瓦解　134

　　　　玩捉迷藏的爸爸　146

　　　　保險金的迷思　157

　　　　愛人不見了　170

第三章　分手，在淚水中學習微笑　**183**

冬梅奮戰　**185**

101 的深情告白　**197**

演一場快樂天使的戲　**209**

末日情書　**220**

遺落夢境　**231**

好好照顧他　**242**

信心快遞　**253**

第四章　新歡，明天的陽光更美麗　**265**

快樂活到一百一　**267**

終於可以環遊世界　**278**

微笑甜心的愛　**290**

只要還有餘溫，就可以繼續燃燒　**301**

幸福不是神話　**312**

總有一天等到你　**322**

奇蹟兩次來敲門　**335**

序

在痛苦處開出美麗花朵

溫小平 / 自序

　　我的身邊圍繞著許多關於癌症的人與故事；而我，也跟癌症過招無數次，從害怕、恐慌，終至懂得如何跟他和平共處，不讓他奪走我的快樂與平安。

　　剛開始，我對癌症的觀感可不是這樣。

　　外婆的子宮癌因為奇蹟得到醫治，我以為，癌症沒有傳說中可怕！

　　小表阿姨的血癌，把她很年輕的生命奪走了，我對她幾乎沒有印象，只是家族合照中模糊的身影。原來，癌症也會找上年輕的生命。

　　外公發現胃癌時，二十六歲的我，感覺悲傷與絕望，眼睜睜望著癌細胞一吋吋啃噬外公的生命，我卻無能為力，這才見識到癌細胞的冷酷無情。

　　直到我認識舜子（我的老公），他的父母全都因為癌

症過世，喔！癌細胞竟可以讓一個孩子很早就成了孤兒，癌細胞這個殺手，竟比武林中的大魔頭更可惡。

沒過幾年，外婆罹患第二個癌症－膀胱癌，我對癌症又多了一層認識，遭受過癌症侵襲後，並不是就此免疫。

然後，我自己在三十八歲那年罹患子宮頸癌。晴天霹靂啊！真是不公平啊！為了擔心家族遺傳，我每年做抹片檢查，為什麼還是沒有提早發現？這一次，癌細胞住在我的身體裡，成為一個極其討厭的房客，怎麼也趕不走，不繳房租，還吃我的、偷我的、霸佔我的一切，讓我從一個樂觀、積極的人，變成歇斯底里、愛發脾氣，甚至經常偷偷躲起來哭泣。

舜子不跟我說，我也知道他心裡想什麼，他媽媽早就提醒他，長大以後要娶一個胖胖的女生，才有感冒本錢，才不會輕易生病。結果婆婆錯了，她自己身體福態，在舜子初中就走了，而我，從小就是健康寶寶，照樣無法倖免於難。

更慘的是，每年乖乖追蹤檢查，好不容易度過二十年，甚至保險公司都接納我繼續投保，未料，又來了一個癌症。他有一個很奇怪的名稱，後腹腔平滑肌惡性腫瘤，

長在腎臟的下方，幸好不在腎臟裡面，但也把我嚇得半死。心想真倒楣，買彩券不中獎，百萬分之一機會的癌症卻不請自來。

或許你會說，癌症有什麼可怕的，多的是人醫治好了。話雖如此，癌症還是高踞死亡原因的第一名，只要遇上了，死亡陰影如影隨形，恐懼害怕撒下天羅地網，追殺病患，再勇敢的人也被擊垮。真的，他們就像雪人遇到烈日，就這麼融化了，毫無招架之力。

癌症跟糖尿病、心臟病、中風、氣喘、肢體殘障……就是不同。很多病只要我們小心注意，大都可以避免或改善，可是，癌細胞才不管這些，即使你不抽菸、不喝酒，他也讓你得肺癌、肝癌，或是各種奇奇怪怪的癌症。

我們都知道，遺傳、環境、飲食、情緒、生活習慣不良……都可能跟癌症有關，卻不曉得到底是哪一樣？手術、放療、化療、標靶或許可以治療，卻無法斷根。許多科學家、醫學家窮盡一生力量研究、發明，卻連自己也救不了。

癌症很像恐怖情人，潛入我們的家，奪取我們所愛，破壞家庭幸福，看似走遠了，事實上卻躲在暗處虎視眈

眈。我們要怎麼生活？簡直就是驚悚＋恐怖的加強版！工作事業受影響、生活品質打折甚至大亂、身心受盡煎熬。人人都巴望著跟他劃清界線、永不相遇。這樣小小的要求，過分嗎？

　　寫防癌抗癌治療書，醫生、食療專家比我專業，我只想用心跟你對話，談談很多癌症病患之間，不會輕易說出來的話。寫癌症經歷或演講分享罹癌見證，改變病友們面對癌症的心態，是我常做的事情。我雖然不是心理醫師，也不是心靈諮商師，沒有任何專業，只有一顆願意跟你分享的心，跟你同悲同喜的心，因為我們曾經一起走過。

　　見多了、體會多了、關懷多了、探訪多了，每回演講完，總有人過來握著我的手，久久不願意放開，流著淚說，他罹患癌症，正在治療中，謝謝我的鼓勵。或是，告訴我，他的家人罹患癌症，他不曉得怎麼幫助他，怎麼跟他相處？還有人問我，親人已經因為癌症過世，他好想跟他說他愛他，還來得及嗎？

　　每回都是我在台上回想抗癌點滴，我流淚，聽眾在台下聆聽，他們流淚。我們多麼不希望，就這麼被打敗了，而且，好像每天都在等死般糟糕。我才不要這樣，癌友們

一定也不願意這樣，總有方法可想的。

　　請先給自己心理建設，不要自己嚇自己，無論是醫生
告訴你、統計數字告訴你，你還有幾個月、幾年生命，你
的存活率多少，或是預後的後遺症多麼可怕難纏，你只要
想著一件事：即使身體失去健康，你都要快樂活著！

　　太多的例子發生過，他們改寫過去罹癌的紀錄，奇蹟
似康復了。即使沒有完全康復，卻延長了壽命。

　　每個人終會走上生命結束這一天，但是，快快樂樂就
是比哭哭啼啼要好得多。千萬不要認命，不要迷信，所有
的咒詛請在此刻停止。不要再問為什麼是你？醫生是不是
搞錯了？你是不是快要死了？是不是上輩子欠了誰的債？
或是天天以淚洗面，擔心治不好？甚至有人嚇得自尋死
路，癌症沒有打敗你，你自己先投降了。

　　我認識一個女孩叫做 DORA，惡性骨肉瘤，當初按
照她的病況，或許只有半年壽命，但是，她活過五年，而
且在這五年當中，她鼓勵關懷了許多癌症病患，或是想要
自殺放棄自己的人；DORA 在這五年當中，活出一生的

美麗與精釆。

　　我十分欣賞法國畫家雷諾瓦，他的畫作總是充滿希望。當他晚年罹患類風濕性關節炎，手指蜷曲，幾乎無法作畫，可是他依然拿起筆來，一筆筆在畫布上塗抹油彩，他說：「痛苦會過去，美麗會留下。」而他這段時間的作品，更顯出他豐富的生命力。雖然他罹患的不是癌症，可是那種面對生命困阨的態度，卻值得我們學習。

　　我前後罹患兩次不同的癌症，其間癌症復發過一次，也得過恐慌症、膽結石、急性肝炎，多年來不斷進出醫院、急診室，同時開始站上台分享罹癌見證，接觸許多癌症病人，快樂的人當然有，但也有不少人是絕望的、憂愁的。

　　即使醫藥不斷進步，人們面對癌症的害怕依然存在。於是，我蒐集了很多故事（為了保護個人隱私，我做了修改，或是將幾個故事濃縮為一個，但是他們的抗癌精神是不變的），希望透過這本書，給人希望、給人快樂。讓所有癌症患者、癌症家屬、走過癌症以及經歷癌症的人一起攜手對抗。

　　即使在癌症的痛苦患難中，我們依然要歡歡喜喜。癌

症過後，若能調整自己的生命態度，過去暴殄天物、浪費時間與生命的人，完全過得不一樣，活得更精采，彷彿撿回被自己糟蹋的生命，這也算是另一種收穫吧！

「患難生忍耐、忍耐生老練、老練生盼望」，這是我最喜歡的一段聖經的話，以前我不懂，現在我深深體會其中的含意。我雖然因為癌症辭去待遇優渥的工作，卻更海闊天空，做了許多過去沒有做過的事情。害怕舞台的我開始演講，對聲音自卑的我主持廣播節目，我以自己受挫經驗擔任青少年輔導，我寫了一本又一本的小說、童書，我旅行數十個國家城市，我不斷挑戰自己的生活，我對未來充滿熱情。

我相信，同為癌友的你，也可以展翅高飛。

恐怖情人也罷、癌細胞也罷，即使摧毀傷害我們的身體，我們卻在反覆受傷中，功力精進，懂得以喜樂面對病痛，癌細胞無計可施，自然知難而退。千千萬萬要不斷提醒自己，身體健康或某部分器官已經被癌細胞奪走，怎麼可以連快樂的心也雙手捧上免費送給他。

痛苦不會常據你的心，除非自己讓出空處給他。當一個人快樂起來，即使肉體在痛苦的折磨中，會因為轉移焦

點，改變心態，看到的不再是痛苦，而是一朵朵美麗的
花，在你的痛處綻放。

　　來，讓我們一起，笑一個。

第一章

初遇，面貌千變萬化的他

只要聽到「癌症」兩個字，足以嚇壞許多人，

尤其是第一次相遇、過招，

因為沒經驗，幾乎很難招架。

不曉得癌細胞會以何種手段凌虐我們？

也不知道癌細胞帶來的恐懼，多久才會消失？

更不明白他會造成多大的傷害。

記得「致命的吸引力」這部電影嗎？

癌症恰似恐怖情人，一旦纏上了，

時時刻刻活在他的陰影之下，難以掙脫，

生活整個變了調。

初次交手，唯有不懼、不退，

想盡辦法，全心全力，勇往直前，

一定可以看到出路！

一句話消滅了他的鬥志

　　我第一次罹患癌症時，一度以為來自遺傳，因為外婆就罹患兩次癌症。在我家來說，這是件大事，長輩經常以這故事激勵大家：「外婆能克服癌症，我們為什麼不能？」也因為如此，我很早就知道，癌症很可怕，如同殺機重重的恐怖情人，誰招惹到他，很可能被他奪去性命。

　　外婆是在四十三歲那年罹患子宮癌，三期末，在醫藥不發達的年代，幾乎是治不好的，跟外婆同期住進台大的病人，陸續離開世界。以雷錠治療的外婆，眼見自己情況並未好轉，擔心她如果過世，年輕守寡的媽媽沒人照顧，逼著媽媽趕緊再婚，她就可以放心離去。

　　不料當外婆的病友們，全都被癌症奪走性命，外婆卻遇見奇蹟，完全康復。那時我念幼稚園，見到的外婆健健

康康的，所以幾乎體會不到癌症有多可怕。直到外公罹患胃癌，他就活在我眼前，我眼睜睜看著他一天天削瘦、一天天軟弱，心好痛，卻無計可施。

在我心目中，外公是巨人啊，什麼都不怕的，況且，他又是醫生，我遇到感冒、發燒，只要找外公立刻痊癒；接受外公醫治的病人更不知道有多少。他為什麼救不了自己？難道，他真的要撇下我，離開我嗎？陪伴他的短短數十日當中，我除了哭泣、禱告，就是想盡辦法要挽救他，可是癌症實在是個頑強的對手，初次面對癌症，我手足無措，慌到極點。

外公是位軍醫，東京醫專畢業，因為會說國台語、日語，被國民政府派到台灣處理日軍投降事宜，讓日本人順利撤離台灣。並且在二二八事變時，負責雙方溝通，避免不必要的衝突，使得基隆許多商家免於嚴重損失。幼年時，我只要跟著外公出門，看著大家對他畢恭畢敬，到哪兒都有人認識他，我就猜想外公一定做了許多好事，讓大家感激不已。當外公從軍中退役，沒有選擇火紅的診所開業、賺錢，而是轉而服務鄉里，擔任義工，任何人找他幫忙，無論大小事，他從不拒絕。

　　我始終記得，只要有人說他家裡缺錢用，明明外婆家已是食指浩繁，幾位舅舅都是大胃王，配給糧食根本不夠吃，外公卻把家用先借給別人，自己家人則吃大鍋飯。每回外公吃飯吃不了幾口，門鈴響了，他立刻擱下碗筷助人去，幾乎很少安靜吃完一碗飯。

　　除了照顧左鄰右舍，外公更是經常為他的退役部屬，以及許氏宗親會的服務操煩，好像沒一刻得閒。偏偏他的個性十分急躁，吃飯急、做事急，因此，他的腸胃始終不好，家人為他操心，他總是說：「不過就是胃病嘛！」因為自己就是醫生，他就自己開處方找藥吃。

　　外公的胃病不曉得拖了多少年，時好時壞的。後來，他開始捧著胃說痛，卻仍然不肯看醫生。直到他的胃難受到食不下嚥，時常覺得悶悶脹脹的，好像胃裡塞滿東西，才在外婆和母親催逼下去看醫生。當檢查報告出來，外婆和媽媽當下就知道外公得了胃癌，擔心外公受不了打擊，商討後決定隱瞞真相，不讓外公知道。手術前只跟他說：「胃裡長了腫瘤，醫生會開刀切除，以後只要少量多餐，慢慢調養就會康復。」同時，惟恐我們這些小輩嘴不緊漏了口風，連我們一起全瞞住了。

　　手術後的外公，胃被割除一大半，食量被迫減少，體重減輕許多，甚至因爲臀部少了許多肉，椅子坐久了屁股都會疼痛。可是讓我們意外的是，沒有任何宗教信仰的外公，竟然主動說他要陪伴外婆去教堂。平日裡，每回我們謝飯禱告感謝上帝，他就故意說：「謝謝媽祖、謝謝佛祖、謝謝耶穌、謝謝外婆。」

　　我心中很納悶，外公怎麼會改變這麼大，願意做禮拜？是因爲他生病後，想要多關心外婆一點？還是其中藏著我們不知道的秘密？可是媽媽卻說：「因爲外公體力不好，所以只能到教會走走。」

　　更誇張的是，管教甚嚴的外婆，向來只准我們農曆過年玩牌，卻告訴我們：「外公現在沒力氣出門，星期天就來陪外公打打麻將吧！」外公一如往常，只要不胡牌，脾氣立刻上來，絲毫不會因爲開過刀變得溫柔一些。

　　開刀後不到一年，剛好遇上端午節，爲了彌補前一年胃痛沒吃到粽子的遺憾，外公一口氣吃了三個粽子，看他吃得開心，也沒有人阻攔他。當晚，他就直喊胃不舒服，痛得只好立刻送他住院。外婆到醫院照顧外公時，坐在病房的陪病椅子上竟然就昏倒了！

　　我覺得奇怪，外婆好端端的，怎麼會？難道是外公的病情超乎想像的嚴重？追問之下，媽媽才說出事實真相：「外公罹患的是胃癌，雖然手術切除，現在已經轉移到其他器官，必須要化學治療。」

　　「可能治得好嗎？」

　　媽媽無言的搖搖頭。

　　當年在雜誌社上班，經常處理醫藥專欄的我，想到外公可能隨時會離開我們，忍不住嚎啕大哭，在前幾天，我還頂撞外公，惹外公生氣，太不孝了。想到這裡，我忍不住氣媽媽、怪外婆，不早點告訴我們真相，可是現在說這些已經改變不了現實，只能思索著：怎麼繼續隱瞞外公，讓他有好心情對抗癌症。

　　只要有空，我就到醫院看外公，陪他到醫院的小花園散步，認為自己只是「胃瘤」的他，語氣依然透著樂觀，讓我稍稍放心。還記得當時我不斷鼓勵他：「一定要長命百歲，牽著我出嫁！」因為我出生不久父親就為國捐軀了，外公是我爸媽的媒人，所以十分疼愛我。牽著我出嫁，是外公從小就經常對我叨念著的心願。

　　千瞞萬瞞，卻未料到，有天媽媽離開病房去辦事，剛

好遇到兩位實習醫師巡病房，一直無法出院的外公，忍不住追根究柢探問：「我到底得的是什麼病？」

一位實習醫生順口就答：「cancer啊！」

另一位擔心外公聽不懂，還補上一句：「就是胃癌啊！」

外公當時立刻臉色大變，隨即打電話給我媽媽，要她立刻到醫院。當媽媽走進病房時，嚇了一大跳，外公枯萎得奄奄一息，沒有一點生氣，下床走路也歪歪倒倒的，她嚇得渾身發冷，這才曉得秘密被拆穿，外公已經知道自己即將不久人世。

緊接著，外公按照自己的筆記，跟媽媽一項項交代遺囑。在實習醫師闖禍前，外公還信心滿滿的說：「我是醫生，知道怎麼照顧自己，一定很快可以出院。」而現在，他放棄所有希望，一心等死，甚至連每天例行到醫院花園散步，都取消了。

當時我正跟另一半舜子交往，邀他一起探望外公，途中看到有人賣花，覺得好看，就買了一束瑪格麗特送外公，哪曉得這花屬於菊科，病人是很忌諱的。更糟的是，我還不小心摔破外公用了十幾年的保溫杯；對外公來說，

這種種徵兆，都不吉利，可是他卻沒有責備我，還勸當時正跟舜子鬧彆扭的我：「你們要好好相處，不要吵架。」

　　主治醫師宣告外公已經無藥可治，最多只有半年的壽命，勸我們帶他回家。我們卻不願意放棄希望，多方打聽，聽說木柵山上有某種草藥可以治癌，出院當天，就包計程車上山買草藥給外公，希望奇蹟出現。心急如焚的我們，做了一件錯事，當時外公已經瘦得不到四十公斤，體力虛弱，食不下嚥，卻要服用藥性強烈、宣稱可以排毒的中藥，導致外公腹瀉不已，體力更加虛弱不堪。

　　為了珍惜跟外公的相處時間，我每天下班就到外婆家報到，甚至把沒處理完的公事帶著處理，關注他的每一點變化，今天是否體溫高了？胃口差了？不斷為他禱告，只要體溫稍退，或可以咀嚼吞嚥一點點食物，大家都高興得好像奇蹟就在眼前……。守到最後，終究沒能等到外公牽著我進結婚禮堂，親手把我交給舜子。

　　在失落的淚水中，我頗怨怪外婆媽媽的善意隱瞞，早知道，我就早早跟舜子結婚，讓外公開心當主婚人，心情一好，說不定病就轉好了。至少，讓始終掛念我能嫁個好男人的外公沒有遺憾。

　　萬萬沒想到，一句直截了當的「cancer 啊！」擊垮了
外公的鬥志，不到兩個月，比醫生預計的時間更短，外公
便離開我們。向來有潔癖的外公，除了胃癌，沒有其他病
痛，連他病重時幫他剪腳趾甲，七十歲的他，沒有一個灰
指甲，手指、腳趾都乾乾淨淨的，十分漂亮。

　　癌症，竟然讓一個巨人從此倒下，毫無招架之力。癌
症，真的是無法對抗的嗎？

以病為師

聞癌色變，讓我心目中的巨人從此倒下，毫無招架之力。癌症，真的是無法對抗的嗎？當我自己罹患癌症時，我更加明白，巨人也罷、小人物也罷，初遇癌症，很少人能夠冷靜面對。於是，我問自己，當初如果冷靜處理，外公是否可以多活幾年？

每個人遇到癌症的反應都不同，因為從未遭遇過，免不了手忙腳亂，或是道聽塗說，採取錯誤方法。加上早期對癌症的了解不多，家屬更是不曉得要如何跟癌症宣戰，例如「到底要不要告訴患者真相？」這事最讓人猶豫、遲疑。

我自己得知罹癌時，是我打電話給主治醫師，主動探詢檢查報告的結果，醫生是多年朋友，他也沒有多想，是否要先找我家人談一談，當場就在電話裡明白告知：「妳的細胞不正常。」稍具醫藥常識的我，立刻明白自己「中標」了。

　　我永遠記得那天，淚水幾乎淹沒、嚇壞了我，那麼重視個人衛生、每年抹片檢查的我，怎麼會面臨幾乎是第二期子宮頸癌這麼嚴重的病況？

　　外公是醫生，面對過外婆、朋友或病患罹患癌症，可是，當癌症發生在自己身上，他一樣害怕！甚至我也懷疑，他其實早就知道自己的病情，因為床頭掛的病患卡，病名寫著「Ca.」，只是他懷抱著一絲希望，只要不說出「癌」來，他就可能逃離癌的魔掌。

　　因此，大多數家屬擔心病患受不了，多半選擇「善意隱瞞」，類似我外婆、媽媽的作法，然後，再慢慢讓病患知道真相，或是隱瞞到底。也有的癌末病患，覺得自己既然沒有救，家人最好不要告訴他，也不要醫治，免得擾亂他既有的生活節奏，尤其是化療造成的後遺症，讓他最後的日子過得毫無品質、痛苦不堪，所以他寧願不知道。

　　當然，積極樂觀的病人，希望早早知道病情真相，讓他可以規劃僅餘的歲月，努力抗癌。例如某位企業家，醫生說他只有半年壽命，家人決定隱瞞，結果他照常吃喝應酬，不到兩個月就走了。臨終前他知道事實真相，他很生氣家人沒有事先告訴他，否則他至少可以跟癌症拚一下，

也會珍惜僅餘的歲月。

多年來接觸癌症病友，跟他們聊天，分享各種私密心情，我發現大多數病人都希望知道真相，畢竟罹癌的是他們，他們有權為自己作主，規劃罹癌後的日子怎麼過。但是卻不希望家人以悲觀、消極，甚至恐懼的態度面對，這會讓他們更害怕，把他僅有的信心都嚇跑了。

癌患需要的是更多的愛與陪伴。因此，身為家人，要懂得病患的個性，誰比較適合告訴他、採取哪種方法告訴他較圓融、怎麼樣鼓舞激勵他最好，千萬不要因為說錯話，反而讓他一蹶不振。無論如何善意的隱瞞，病人遲早都會知道真相，倘若餘日已不多了，病人想要完成某個夢想、實踐某個諾言，甚至交代遺言，都來不及了，徒留遺憾，追悔莫及。

多年後的今天，我時常在想，外公如果提早一兩年就醫，而不是選擇逃避、不面對真相而拖延治療；實習醫師說話不曾未經大腦思索、口沒遮攔摧毀了外公的鬥志；而我們不要病急亂投醫，使用強烈的偏方……，情況很可能有所不同。主要的關鍵，在於我們（包括家人、親友、醫護人員）都不懂、沒有經驗，慌亂之下被癌症痛擊，以致

潰不成軍。

　　一味逃避，癌症不會自動消失，唯有面對現實，從風
暴中先冷靜下來，用智慧、勇氣迎戰，並且相信醫療團
隊，癌症再恐怖，我們都可以樂觀以對，為自己爭取更好
的抗癌生活品質。

是誰派來的天使

　　從醫生口裡證實我罹患癌症時，我正在辦公室，腦中轟然作響，我簡直不敢相信，我，難道要死了？手中的電話話筒「啪」地掉落桌上，就跟電影裡的情節一樣，我嚎啕大哭，同事被我嚇得不知所措。

　　眼淚暫歇，我想起醫生的話：「趕快找一家不同系統的醫院，再做檢查。」也就是尋求第二意見（second opinion）。

　　我腦袋一片空白，不曉得接下去怎麼做？連忙打電話給舜子，他不知是嚇到了還是太不懂得安慰人，竟然責怪我：「妳神經病啊？亂說一通，不可能是癌症啊！」

　　「我要去另一家醫院掛號，隨便你要不要來陪我。」我氣極了，我都快死了，他還以為我在開玩笑？

　　接著打給住在基隆的媽媽，她的反應卻截然不同：

「妳在哪家醫院？我現在就過去。」我隨即再度飆淚，畢竟是生我養我的媽媽，她又照顧過罹癌的外公外婆，她明白我這時候多需要支持。

　　赴醫院途中，正是豔陽高照的六月天，滿街走著幸福的人，臉龐洋溢著笑容，與我的低潮成了強烈對比。我不斷自問：「為什麼偏偏是我？」我一直是個健康寶寶，每年定期做抹片檢查，不抽菸、不喝酒。同時，我又沒做過傷天害理的事……

　　到了醫院，坐在診間候診，不喜歡請假的工作狂舜子還是出現了，有人陪伴，我鬆了一口氣。很快的卻發現，我躺在床上等候切片檢查，已經嚇得半死，不斷發抖；而舜子卻比我還慌亂，背著我不停拭淚。

　　與癌症初遇，我至少還有舜子與家人相挺相扶持，而癌友阿霞的處境，讓人不勝唏噓。

　　阿霞不到三十歲時，丈夫在工地開怪手意外過世，學歷不高的她，沒有再婚，靠著微薄慰問金自謀出路，想辦法把兩兒一女拉拔長大。阿霞很快的找到工作，白天賣早餐，下午輪流到幾戶人家洗衣、打掃，晚上則照顧自己的孩子，二十多年來，幾乎全年無休。對阿霞來說，她不懂

得什麼叫累，更不懂得休息，只是馬不停蹄的做，希望自己的孩子不會因為失去爸爸而受到委屈，除了三餐得以溫飽，不必為學費操心，將來才不會像她一樣沒有學歷，只能出賣勞力。

一年年過去，三個孩子陸續從大學畢業，離開家鄉謀職，各自在外成家立業，也曾提起，邀阿霞輪流到三個兒女家住，阿霞總搖搖頭說：「年輕人流行小家庭，我搬去住，不方便，況且你們房子也小，我留在老家，一個人比較自在。」

阿霞仍然守著留有生命記憶的老屋，逢年過節，期待著兒女返鄉共度。至於打掃幫傭的工作，因為年紀大了，手腳不俐落，只好辭掉；為了不造成兒女經濟負擔，把家中多餘的房間出租，靠著租金過日子，平時常跟著鄰居參加里長舉辦的里民活動，全省到處遊玩，雖然難免寂寞，倒也習慣了。

身體向來硬朗，很少生病的阿霞，年近六十歲後，常常覺得腰痠、胃口不佳，甚至向來一覺到天亮的她，開始睡不安穩。里長太太安慰她：「是更年期啦，每個女人都會這樣的啦，過一陣子就好了。」阿霞也就沒放在心上，

心想年紀大了，身體用了那麼多年，本來就會不舒服。

沒想到，腰痛、頭痛的症狀不見減輕，停經多年的她開始滴滴答答的出血，阿霞有些害怕，自己到藥房買了消炎藥吃，還是不見好轉。直到衛生所到各里做的免費婦科檢查的報告寄到家，說明結果是陽性，要她立即到醫院進一步檢查。阿霞嚇壞了，這是怎麼回事？是不是很嚴重？

左思右想，應該通知兒女陪她去醫院，才拿起電話，阿霞想起上回頭痛，兒女分頭請假，結果檢查半天根本沒事，虛驚一場，兒女頗有怨言，說她再這樣亂嚇人，以後沒人會相信她的話。萬一這回又沒事呢？阿霞嘆著氣，擱下電話。

要不，找鄰居阿桃陪她去醫院？剛一轉念，就想到她丈夫死了二十多年，她怎會有婦科毛病，萬一阿桃嘴巴不緊，到處見人就說，村裡會不會誤以為她跟男人亂七八糟？阿霞幾度鼓起勇氣，想要去鄰鎮的醫院，偏偏電視新聞報導，某位性關係混亂的女孩，不到二十歲，就罹患子宮方面的癌症死了，她更是嚇得不敢跟任何人提及。

萬不得已，阿霞盡量不出門，躲在家裡偷偷掉眼淚，深怕有人看出來她得了怪病，聞出她身上有怪味道，偶爾

腰痛、頭痛厲害，就去藥房買止痛藥吃。拖了半年多，老家附近蓋了遊樂場，地價看漲，女兒三番兩頭回家勸阿霞賣掉開始增值的房子，卻沒注意阿霞的精神很差。

有一天，女兒意外發現廁所垃圾桶裡，有衛生紙沾著血跡，忙問阿霞：「媽，妳怎麼了？是痔瘡嗎？」

阿霞不慣說謊，胡亂應著：「是更年期啦！」

「妳都六十歲了，怎麼可能還在更年期？」女兒強迫阿霞到城裡的大醫院檢查，並且再三保證不會告訴別人。檢查報告出來，阿霞已經是子宮頸癌第二期，手術切除子宮、卵巢、輸卵管之外，還要合併放射線治療。阿霞根本搞不清楚這些治療是要救她的命？還是讓她死得更快？想到醫生要在她身上動刀，嚇得語無倫次。

女兒沒跟兩位哥哥商量，就作主幫阿霞辦了住院。開刀前，女兒不問阿霞的心情，卻忙著遊說：「媽，妳現在生病了，開完刀還要調養，就先把房子賣掉吧！一來籌醫藥費，二來也避免鄰居趁妳生病，聯合建商，騙妳把房子便宜賣掉。妳交給我負責，一定不讓妳吃虧，我可以搞定。」

女兒怕重男輕女的媽媽，將房子當遺產，全留給兩個

哥哥，全力遊說阿霞。可是，阿霞說什麼都不肯：「那是妳爸爸留下來的，我不賣。」既然好話說盡都無效，女兒索性不理睬阿霞，把她丟在醫院裡。

手術前，必須家屬簽同意書，阿霞只好打電話給兩個兒子，大兒子送來五千元紅包，匆匆忙忙的留句話：「我要到國外出差，等下得趕去機場，妳向來能幹，自己可以照顧自己，沒問題的。」

「美月剛好要生了，那可是妳的第一個孫子，我這陣子要先陪她。」二兒子連問都沒問阿霞，生的是什麼病，匆匆簽過手術同意書就走人。

怎麼也沒料到辛苦拉拔的孩子，會這樣對她。阿霞半夜睡不著，痛心的哭問老天爺，是否自己上輩子做了什麼缺德事？不但一輩子命苦，還要生這樣的怪病？既然沒人理她，她乾脆回老家等死算了。阿霞吵著要出院時，醫生、護理師都勸她，「妳的病是可以治好的，如果放棄開刀、治療，會變得更嚴重。」

就這樣活活的等死，阿霞又不甘心，當年丈夫意外過世，三個孩子年幼，生活那麼苦，她都沒有自殺，爲什麼現在卻要等死？每逢鄰床病患有訪客來探病，或家人陪伴

時的噓寒問暖，都令阿霞觸景傷情，不停的掉淚。夜裡大家入睡時，失眠的阿霞想到自己的苦命，恐懼夾雜悲痛，不斷啜泣，哭聲幽幽緲緲在病房間飄蕩，哭得大家都煩了，同病房的病患，更是抱怨連連，急著要求更換房間。

　　護理站通知她兒女到醫院來，幾番電話催促下，女兒終於出現了，卻劈頭問阿霞，「妳想通沒有？要不要賣？」

　　「這……我要跟妳哥哥他們商量商量看看。」阿霞採取緩兵之計推拖。

　　「妳就是偏心，重男輕女，每次妳生病，都是我在照顧，哥哥他們做了什麼？妳心裡卻只有他們，我算什麼！」

　　「現在不要說這些，我頭痛、腰痛，到處都在痛，我好怕……」阿霞說不出口，最痛的還是她的心！

　　「窗子在這裡，妳打開呀，跳下去呀，死了就一了百了，不會痛了。」憤怒的女兒竟然口不擇言。

　　阿霞崩潰得嚎啕大哭，女兒丟下她就走了，隔床病患家屬厭惡的趕忙拉起布簾，想要眼不見為淨，卻沒人要安慰她兩句。哭了不知多久，阿霞迷迷糊糊間，看到兩位穿著病患服的女人站在她面前，她嚇壞了，以為她們要來罵

她，慌忙起身道歉：「對不起，對不起，吵到妳們了。」

　　沒想到，她們竟然臉上帶著微笑，溫柔的用床頭的衛生紙，幫她擦眼淚，撥開她的額前亂髮：「阿霞，妳是不是心裡很害怕？」

　　原來，這兩位病人跟她一樣是子宮頸癌患者，已經開完刀，割除了子宮，正在等待檢驗報告。胖胖的中年婦女拍拍阿霞的手：「我開刀那天清早也怕得要命，一直發抖呢！妳如果害怕，就做深呼吸，或是回想一件快樂的事情，慢慢就會好了。妳要放心把自己交給醫生，醫生會幫我們把不好的東西割掉，然後持續治療。我們就負責把自己的身體顧好，才會慢慢的變健康。」

　　另一位瘦削的年輕太太拍拍阿霞的手：「開完刀會有些不舒服，我們教妳怎麼做，可以幫助妳減輕痛苦。不要怕，我們都得過子宮頸癌，我們會陪妳，安啦！」

　　「我好命苦，沒有丈夫，兒女又不肖，不肯來照顧，我一個人要怎麼辦？」

　　「明天我們會陪妳去手術室，也會在手術室門口等妳開刀出來，妳一定沒有問題的。來，我們跟妳打勾勾。」她們像阿霞小時候一樣，伸出小指頭，跟她許下諾言。

　　世界上怎麼會有這樣的好人？阿霞握著她們的手，感覺到手心的溫暖和力道，她們跟自己非親非故，竟然比兒女還貼心，她們是誰派來的天使？回想這一生，辛苦備嘗，從未爲自己打算，把所有心思放在兒女身上，如今卻遭到他們冷落。幸好老天爺待她不薄，在她最哀傷痛苦絕望的時候，派來病友安慰她，讓她覺得不孤單。這樣的子宮也沒有用了，割掉以後，所有壞事都會過去，阿霞相信，手術過後，她一定可以再看到窗外的陽光。

以病為師

　　癌症的發生原因很多，截至目前為止，沒有一位醫師敢斬釘截鐵的說，是得自遺傳、飲食習慣或環境污染。我經常看到類似報導，婦科醫生聲稱：「子宮頸癌的患者很可能是性經驗早、性伴侶多。」加上媒體喜歡挑選比較聳動的內容作為標題，硬是幫子宮頸癌的患者貼了錯誤標籤。

　　有些女性朋友一旦抹片檢查不正常，擔心親友誤會她不檢點，例如有位男士，因此懷疑妻子背著他亂來。這些以訛傳訛的說法，嚇得不少婦女只好隱瞞病情，結果延誤治療，令人扼腕又生氣。當我罹癌後，應邀到一些醫療單位演講，我都會特別提到這一點，希望他們不要誤導媒體，冤枉許多子宮頸癌患者。

　　大家都希望平安順利過一生，卻難免遇到不幸，事情發生以後，誰都希望知道原因與真相，尤其是遇上癌症。按照過往的印象，認為凡癌必是絕症，無藥可醫，只能等

死，好像被宣判死刑一般。死刑不是屬於殺人放火、作奸犯科的人的刑罰嗎？一般的癌友，多數為人善良，沒做過壞事，怎麼可能遇到如此殘酷、身不由己的宣判？

陽光照好人也照歹人，如同癌細胞挑壞人也挑好人，與其一直問為什麼？不如早點面對現實，當機立斷做決定，如何面對打擊、配合治療。就像不期而遇碰上恐怖情人，不能假裝視而不見，聽憑擺佈，被打得遍體鱗傷，應該想辦法脫離魔掌，尋求醫治。

我們都聽過「同病相憐」這句話，無論癌友是否有兒女，或是兒女遠在他鄉異地，無法經常陪在身邊，住院時，社會部的義工或是病房的病友，都可能成為癌友的守護天使。

我做抹片檢查時，因為醫生還在門診，護士也到了下班時間，可是她卻好心問我，要不要她陪伴？我連忙點頭。她不但幫我拿床單蓋住發冷的我，還跟我聊天，鼓勵我不要怕，直到醫生來到。雖然我已經不記得她的面容，卻始終記得她的溫暖。

還有，我住院開刀時，隔床的病患剛好比我先動手術，她教我如何減輕傷口疼痛，讓我受益良多。於是，當

我開完刀可以下床後，我也照樣串門子幫助其他病友，將心比心，交織成愛心網，扶持更多的病友。甚至有位病友給我取了綽號「快樂天使」，因為態度積極的我，帶給大家喜樂的盼望！

公司沒了我會關門大吉

當我得知罹患癌症時，除了擔心自己會死掉，也害怕一雙念小學的兒女，如果沒了媽媽有多淒慘，我自己沒見過父親，沒有父愛的滋潤，不希望他們那麼小就失去媽媽。萬一老公另娶，後母怎麼會像我一樣愛孩子？

除此，我也記掛雜誌社的編務，當時我擔任《新女性》雜誌總編輯，除了每期要準時出刊雜誌，另外，出版社、藝文中心都有一堆事情要處理。如果沒了我，雜誌社肯定會開天窗；想到老闆那張焦急的臉，我整個人都慌了。

住院那天早上，我特地到公司走了一趟，把所有事情安排完畢，逐一叮嚀同事，直到中午才趕到醫院。手術完出院休養一個月，體力尚未恢復，因為牽掛繁雜的編務，又開始回公司上班，實在精神不濟，早晨起不了床，就搭計程車上班。

　　半年後追蹤檢查時，發現癌症復發，我照樣上午上班，下午照放射線，每個人聽了，都說我簡直瘋了。回家累成一灘爛泥的我，也知道這樣置自己的健康於不顧，是不對的，卻還是繼續上班，直到再次病倒住院。

　　現在回想，搞不清楚我是工作狂？還是擔心沒了工作與收入，我就變得一無是處？我幼年時，媽媽就殷殷囑咐：「女人一定要有工作與薪水，不能靠男人。」結果差點賠上自己這條命。

　　有些癌友得知自己罹患癌症時，也像我一樣，腦袋裡只有公司、工作，例如擁有一家建設公司的黃董，差點因此誤了自己的命。

　　認識黃董的人都喜歡跟他聊天，他懂美食，品酒也有一套，唱起爵士歌曲讓不少女性心動，他更是吹得一手好薩克斯風，浪漫的個性，讓他身邊不乏愛慕者。

　　不過黃董的朋友都知道，多情的他，對胼手胝足的妻子卻不離不棄，他常說：「太太跟我一起打拚，把家照顧好，讓我無後顧之憂，又把兒女教導得如此優秀，一個人如果忘恩負義，還算是人嗎？」所以即使黃董偶爾貪杯，喝得醉醺醺回家，卻從未在外拈花惹草。同時，獨立經營

的建設公司，在業界的風評極佳，得過不少獎項。

　　可是隨著年歲漸長，黃董發現自己體力大不如前，連酒力也差了許多，兩三杯白蘭地就醉了，甚至因為宿醉，隔天頭痛得無法上班。

　　在妻子連番催促下，黃董終於到醫院做了健康檢查，各項指數都在標準值上下，唯獨他的肝指數很高。進一步超音波及斷層掃描後，黃董最不願意聽到的結果呈現他面前：肝臟長了一顆四公分的腫瘤！穿刺後證實是惡性的。

　　見過大風大浪的黃董，這回面對的是自己的生命風浪，幾乎無法自持，怎麼走出診間，穿越醫院長廊，他都不記得了，甚至把車遺忘在醫院地下室的停車場。回到辦公室就關起門，吩咐秘書取消所有行程，電話也一律不接聽。

　　黃董默默的坐在大扇的玻璃帷幕前，望著腳下大道上川流不息的車潮，他交叉雙手十指，思前想後：「我才五十六歲，人生正好，怎麼可能就被癌症找上了門？」是喝酒過度？還是工作太累、壓力太大？他實在想不透。

　　同一個姿勢維持很久，黃董都沒有動彈，直到太陽緩緩西沉，這才站起身，背痛了、腿也麻了，捏捏自己的四

肢，他打開電腦，挑了他中學時代喜愛的一首西洋老歌〈The end of the world〉，反覆聽著，不輕易落淚的他，默默流下淚來，這難道就是他的世界末日？

他的大學同窗大龍，也是他的死黨，得知肝癌後，不到兩個月，就撒手人寰。去世前兩天，黃董去看大龍，他時睡時醒，清醒時抓著黃董的手悲嘆：「癌症來得太快，來不及應變。」

黃董不要像大龍這樣。於是，他打開抽屜，拿出紙筆，很認眞的開始逐項書寫自己的遺囑。不動產的歸屬很容易，他收藏的古董、葡萄酒、CD、名畫，也按照妻子、兒女各自的喜好做了分配。可是——

一家子的生活怎麼辦？公司怎麼辦？兒子正在美國念經濟學博士，女兒剛念大學，妻子向來是家庭主婦，不過問公事，眼下有誰可以接管公司？齊總嗎？齊總向來缺乏魄力，耳根子又軟，處理事情不夠果決，要不了多久，很可能就會把公司拱手讓人，少了這份營收，妻兒怎麼過日子？還有公司上下三十多人跟他打拚多年，卻要因著他的離世突然失業，他也於心不忍。

黃董比較信任的是大兒子小宏，頗有自己年輕時的風

采，除了學業成績優秀，頭腦反應快，又有國際觀，他若從現在開始密訓，小宏應該可以接手。只是，這跟小宏的興趣南轅北轍，怎麼可以這麼自私的要兒子放下學位，回國接續自己的事業？

門診看報告時，他問過醫師：「接下來我該怎麼做？有得治嗎？」

醫生點點頭：「你算發現得早，尚未超過五公分，手術切除或肝動脈栓塞都可以。萬一情況比預期的嚴重，還可以繼續化療。」

黃董其實已經心知肚明，當時大龍罹患肝癌時，他曾經上網查過資料，像他這種情況，五年的存活率是百分之五十。如果手術加上化療，他要耗去極多時間被綁在醫院裡，卻沒人保證他一定可以醫好，這麼耽誤下來，他根本無法處理公務，公司很可能就會停擺，萬一他就這麼走了……。反覆思索之後，黃董決定先不動聲色，悄悄進行公司各項業務的整理規劃，並且逐項寫下執行的步驟，不管何時傳出他的病情，或最後是誰接管，都不致造成公司大地震。

當妻子關心的問黃董檢查結果，他輕輕帶過：「醫生

說我工作壓力太大，自律神經失調，建議我暫時戒酒，同時改變飲食習慣，我已經打聽到一家養生中心，可以定期提供健康蔬食，妳不用擔心。」黃董擔心自己體內腫瘤變大，想採取自然療法，這樣即使他必須國外來去洽辦業務，也不會受到影響。

　　自以為這樣的安排，神不知鬼不覺，可是，跟他相處多年的妻子卻覺得事有蹊蹺，愛酒成癖的黃董睡前必喝一杯葡萄酒，幾十年的習慣怎麼可能就此戒掉？何況黃董日益削瘦，同時口臭嚴重，噴的古龍水味道也愈來愈濃，都透著古怪。

　　趁著黃董赴歐洲拜訪客戶，妻子到醫院掛號，得知黃董竟把如此嚴重的病情瞞著全家，氣得大哭，原想直接掛電話給黃董，可是她也沒有把握說服丈夫改變主意。擦乾眼淚，很快調整心情，隨即跟律師通電話，知道黃董連遺囑都寫妥了，茲事體大，立刻打電話召回美國的兒子，連同女兒，一家三口緊急密商，決定全心全力要幫黃董面對疾病帶來的困境。

　　一週後，當黃董拖著疲累的身軀進門，見到客廳裡一臉嚴肅的妻兒，心知肚明，他的病已經瞞不住了。妻子尚

未開口，他紅了眼眶跟大家鞠躬：「對不起，爸爸無能，我們的公司可能保不住了。」

「都什麼時候了，還公司公司的，我們只關心你，你要趕快去醫院手術，醫生說還來得及。」妻子立刻說。

「爸爸，你答應立刻住院治療，我就答應接下公司業務，反正經濟學博士也是為了你才去念的，我其實喜歡的是設計，在學校我旁聽了不少設計方面的課程。」小宏說得誠懇堅定。

女兒牽起黃董的手：「我知道你愛這家公司，這是你多年的心血，我可以利用課餘去公司幫忙。」

「我負責照顧你。」妻子緊緊抱住黃董：「我們不能沒有你。」兒女也一起緊緊的擁抱住父母，一家四口圈成緊密不可分的環。

黃董像個孩子似的痛哭不停，此刻，終於可以把半年多來的壓力卸下來，不管治療結果如何，他以後不必獨自扛此重擔。他的耳邊彷彿飄蕩著那首大學時代很喜歡的另一首西洋老歌——〈A place in the sun〉。

以病為師

　　有些癌症患者，一得知自己的病情，第一時間都是只想為家人、為公司安排好一切，卻忘了應該把自己放在首位。或是即使接受醫療，很快又投入職場，沒有足夠的調養休息。

　　曾經有位計程車司機，罹患癌症後擔心家中妻兒斷了炊，於是日以繼夜開車，導致原本有希望救治的病，拖成了嚴重的末期。

　　我們一輩子大多在為別人忙碌，當成為必須與癌症決戰的病人時，是自己極為重要的生命關卡，必須全力投入戰場，而且刻不容緩，只有健康活下來，才是家人最大的快樂。

　　錢財，真的不是最重要的。中國有句俗話：「留得青山在，不怕沒柴燒。」聖經上也說：「人若賺得全世界，卻賠上自己的生命，有什麼益處呢？人還能拿什麼換取生命呢？」值得我們深思再深思。

　　我第一次罹癌後兩年，因為急性肝炎、膽結石再度住院三週，肝指數居高不下，醫生也查不出原因，他勸我不要急著出院，同時警告：「出院後如果不好好休養半年，無法保證妳下回住進醫院，是否出得了醫院！」意思是我若繼續賣命工作，不珍惜自己，很可能有生命危險。這下子把我嚇到了。

　　當肝指數恢復正常，順利出院同時，我也遞出了辭呈，辭去工作十七年的雜誌總編輯一職。至今，我沒有後悔過這個決定，而且，我的生活更海闊天空。

　　請病友們永遠記住，我們每一個人都是無法取代的，工作可以找到其他人處理，公司即使關門也沒關係，我們的生命之門一旦關上，就永遠回不來了。

全世界與我為敵

　　誰會喜歡罹患癌症呢？任何疾病似乎都比不上癌症這麼討人厭，讓人心情跌宕到谷底！因為迫不及待想要離開癌症的魔掌，卻又離不開，不斷拉扯、角力，病人的情緒自然受到干擾，變得起伏不定、焦躁不安，嚴重的人，幾近崩潰邊緣。

　　確認我罹患癌症前半年，飽受頭痛、胃痛、腰痛煎熬，加上工作壓力大，那時我的情緒就不太穩定，常常發脾氣，對外婆、媽媽等長輩很不禮貌，很可能那時癌細胞已經在體內搞怪。住院手術以後，更是動輒哭泣掉眼淚，一句話、一首歌，都會讓我激動。為了不想讓家人擔心，只能半夜躲在棉被裡哭泣。偏偏這時，久久沒有出現的恐慌症也來攪局。即使手術結束，出院休養期間，早中晚甚至半夜，都會突然發作，慌啊慌的，好像自己要死掉了。

　　曾經有位家住南部的讀者來信，提起她抹片檢查之後，醫生告訴她疑似癌症，她嚇得睡不著覺，半夜起床在巷子裡狂奔，想要紓解心中的恐懼及壓力。

　　還有一位聽眾朋友罹癌之後，開始被恐慌症糾纏，發作時很想跳樓結束恐慌，她的丈夫罵她神經兮兮，她難過得幾乎要死去，問我為什麼沒有人懂她？正如同周婆婆一般，罹癌之後，就變得怪裡怪氣，家人無所適從，純粹就是因為癌細胞作怪啊！

　　周婆婆相夫教子、持家嚴謹，在街坊鄰居、親朋好友口中，是一位賢慧的女子，從未看過她發脾氣，更不要說是開口罵人、說難聽的話了。萬萬沒想到，自從她知道自己罹患卵巢癌，加上之前沒有症狀，發現時病況已經很嚴重，她的心好像住進「魔戒」裡那個邪惡的「咕嚕」，看誰都不順眼，而且見人就罵，彷彿把壓抑心裡幾十年的怨氣，一股腦傾瀉而出。

　　家境優渥的周婆婆，足以負擔單人病房的開銷，可是周婆婆卻說：「我不要住一個人的，病重的人才住單人病房，裡頭死過人，晦氣，搞不好還有鬼魂繞著不走。」

　　挑了兩人房的，她又有話說了，千叮嚀萬囑咐大兒

子：「老大啊！去看看隔床的病人多大歲數？什麼病？嚴不嚴重？」周婆婆認為，年輕病人可以幫忙照顧她，病情輕微的，才不會半夜突然斷氣，免得周婆婆沒病死，卻先被嚇死了。

病床位置周婆婆也要挑剔，靠牆壁嫌悶，靠窗嫌涼；所有櫥櫃要用酒精消毒擦乾淨，二女兒疑惑的問爸爸：「媽媽向來不這麼潔癖的，怎麼會變這樣？」

「噓！別說了，她一輩子都在照顧我們，頭一回生重病，一定比我們更難過，大家就多忍一忍吧！」周爺爺雖然也不明白溫良恭儉讓的賢妻怎麼變了樣，只好勸著孩子們。

至於醫院的伙食，周婆婆更是不吃，堅決反對：「我拒吃，誰知道會不會有人下毒？」

家人可以體諒周婆婆的怪脾氣，可是醫護人員、隔床病患及家屬可就受不了。量血壓，她嫌冷風灌進床單裡；打點滴，她怪護理師動作粗魯；隔床病患咳嗽，她罵：「你得了肺癆是不是？不能忍一忍啊！」隔床家屬半夜在陪病床上多翻了幾個身，她也會突然發飆：「你身上有跳蚤是不是？快叫他們來消毒。」然後立刻拉扯警鈴，搞得

護理站雞犬不寧，值夜班的醫護人員都對周婆婆頗為頭大；於是大家暗地裡給她取了「怪婆婆」的綽號。

　　周婆婆聽說手術前要多睡一點，蓄積體力，白天拚命睡，夜裡失眠就起床吃零食，吃完洋芋片、紅麴餅乾，又吵著家人去超商買。不曉得她是故意，還是夜裡安靜，她「咔啦咔啦」吃零食的聲音非常擾人，隔床病人想換病房，偏偏醫院滿床，只好跟周婆婆的家人商量，拜託她安靜一點。

　　周爺爺才開口說：「夜裡睡不著，妳可以吃安眠藥。」周婆婆就勃然大怒：「你想趁機讓我一睡不起，就可以娶年輕嬌妻，是不是？」

　　學法律的小兒子是周婆婆最疼的，眾人派他安慰周婆婆，他見媽媽跟自己聊得開心，說起許多童年趣事，趁機跟周婆婆說：「媽媽，我們每個人名下都有不動產，所以我們都寫了遺囑，妳要不要也寫一份？」

　　「什麼？你說什麼？」才眉開眼笑的周婆婆立刻翻臉，把手裡的果汁杯丟向小兒子，破口大罵：「你這小沒良心的，媽媽什麼都給你，你連我唯一的房子也想要嗎？我又沒有要死，為什麼要寫遺囑？是不是我會死掉，你們瞞著

我？」周婆婆轉臉瞪著周爺爺：「如果開刀也會死，我不要開刀，幹嘛白白挨一刀。」

「沒事，沒事，醫生說開完刀，休養一下，就會好的，妳的底子好，沒事的。」周爺爺連忙安撫，邊回頭數落小兒子：「你是怎麼安慰媽媽的？她是我們的寶，要小心照顧。」

鬧了半天，周婆婆也累了，自顧自說：「你們回家吧！大家睡點覺，過兩天我開刀有的忙了。」然後閉上眼睛，很快就傳出輕微的鼾聲。

大家這才鬆了口氣，忙著跟隔床道歉，然後分配晚上陪伴周婆婆的人，周爺爺說：「媽媽說的，要你們回家，我看今晚也沒什麼事，小妹留下來就夠了。」

還沒天亮，周爺爺就接到小女兒求救電話，原來是凌晨周婆婆醒來，發現身邊只有小女兒睡在陪病床上，扯開嗓門大罵：「我還沒死喔，大家就這麼現實，不來陪我了，既然嫌棄我，我現在就死了算了。」

周婆婆一天好幾鬧，覺得全世界都跟她為敵，沒一個人能討她歡心，這樣下去也不是辦法，醫生跟家屬商量，搬到單人房住，同時盡快安排手術：「說不定，手術結

束，把卵巢切除，周婆婆就沒事了。」

　　誰不這麼希望呢？可是，沒人敢瞞著周婆婆私下簽署手術同意書，只好慢慢勸她。她哭得像個孩子似的：「昨晚我夢見牛鬼蛇神來抓我，現在不能開刀，而且這個醫生也討厭我，我肚子痛，他也不願意開止痛藥，他要讓我痛死掉。」

　　「那就換個醫生好了。」周爺爺勸她，拿出醫院門診表給她看，「我們換一個妳喜歡的醫生。妳看，這是所有醫生的名字，妳喜歡哪一個？」

　　「我不知道啦，不要逼我啦！我為什麼要得癌症？整條街、整棟大樓、整個家族就只有我得，我就該死是不是？反正橫豎都會死，我就讓你們稱心如意，我答應開刀，誰開都可以。」

　　大夥眼看機不可失，連忙通知護理站，請醫生安排第二天手術。消息傳開來，護理人員、病患及家屬都鬆了一口氣，互相轉告：「怪婆婆終於要開刀了。」

　　周婆婆不斷叮嚀小女兒：「我明天早上要化妝化得漂漂亮亮的，我不要這副醜樣見醫生。」

　　「護理師說，開刀不能夠化妝的。」

　　「我不管,我要化妝,還要穿我最喜歡的那件衣服,萬一我開刀死了,你們就不必麻煩幫我換衣服。」

　　「老婆,妳一定會沒事的。」周爺爺溫柔的安撫。

　　兒子、媳婦、孫子女們全都圍繞她的床邊跟她說:「天父保佑,您一定會好起來的。」

　　「唉!」周婆婆嘆了口氣:「你們的話我怎麼能夠相信,你看,大家全都到齊了,好像給我送終似的。唉!」

　　幸好醫生在點滴裡添加放鬆神經的藥,周婆婆逐漸睡去,不再吵鬧,只等天亮後,周婆婆是醫生的第一台刀。

　　清晨六點鐘,周婆婆換上手術衣,直嚷著:「好冷、好冷。」幫她添了毯子,她卻開始發抖,握著周爺爺的手頻頻要求:「老伴,你要陪我進去,我不要一個人孤孤單單的!」

　　「裡面會有醫生、護士陪妳啦。」大兒子安慰她。

　　周婆婆突然開始尖叫:「我不要,我不要一個人開刀,他們會害死我,偷我的眼珠、偷我的腎臟、偷我的骨頭啊!」

　　周婆婆一路哭喊,好像要被送進死刑室,所有的恐懼排山倒海而來。接近手術室前,眾人煩惱著:是不顧一切

把周婆婆推進去？還是改天再說？

　　這時推床的護理師忍不住明說：「周婆婆，您都 78 歲了，他們不會要您的器官的，請放心，您的器官都會好好留在您的身體裡，幫助您長命百歲。」

　　「喔！我 78 歲了，我老了，沒有用了。我 78 歲了，我比爸爸、媽媽、爺爺、奶奶都活得久，我已經賺到了……」周婆婆開始叨念起，爸媽何時離開的？爺爺奶奶外公婆怎麼走的？醫師幫她注射麻醉藥、罩上氧氣罩，周婆婆漸漸進入昏迷，所有的恐懼也暫時脫離她的身心靈。

　　手術室外守候的家人一起為她祈禱，希望開完刀的周婆婆，又恢復過往的親切和藹，帶著微笑跟大家揮手說：「我好多了，別那麼辛苦守在醫院裡，早點回去休息吧！」

以病爲師

　　我曾經看過一齣電影，女主角嫁給恐怖情人，隨時得提防他暴怒打她，或是摔東西罵她，甚至想盡辦法掌控她的一切，即使睡覺時，也擔心恐怖情人隨時會掐著她的脖子，讓她無法呼吸。

　　罹患癌症，就好像跟恐怖情人結婚，情緒跟著天旋地轉，或是亂發脾氣、遷怒別人、怨天怨地、恨東罵西，連自己也搞不清楚怎麼回事，很氣自己，卻安撫不了自己。

　　類似周婆婆這樣的病人，我在醫院裡也遇見過，大家都怕她怕得要死，不敢跟她說話，而事實上，病人之前並不是這樣的；大家愈怕她，離她愈遠，愈無法幫助她。當時，我鼓起勇氣跟怪婆婆說話，才發現她只是不曉得如何表達情緒，不管她怎麼說、怎麼做，家人都揣測不出她的心意，卻還反其道而行，她就更急、更慌、更口不擇言。

　　病人其實也真的不希望這樣，可是卻控制不住情緒的頑皮搗蛋，一方面覺得虧欠家人，一方面怪責自己。要知

道，驚聞惡耗之下，病人的害怕、恐懼、慌亂是必然的，除了允許自己發洩情緒，更要讓家人知道你心中的恐懼，不要害怕說出來。愈壓抑，情緒愈糟糕，反而對病情不好。

記得我出院以後，調皮的兒子非但不懂得認真念書，還經常闖禍，我氣得罵他：「媽媽都病成這樣，你還不聽話？」

他竟然回嘴：「妳又不會死。」

我氣得嚎啕大哭，認為兒子咒詛我死掉，我多不喜歡聽到「死」這個字，甚至變得十分敏感。當時，我媽媽立刻把兒子拉到一邊，告訴他不可以這樣說話。雖然年幼的他不懂媽媽怎麼會哭成這樣，至少他以後沒有在我面前提到「死」這個字了。

另外，病人也要想辦法轉移自己的情緒和焦點，做些讓自己開心的事，例如看看電影，但是不要看「悲劇片」喔！聽聽音樂、畫畫圖、來趟輕鬆短距離的旅行。我有位朋友在住家屋頂種菜，怡情養性，又可以供應自己享用有機菜。我則選擇養鳥，看牠們生蛋孵小鳥，新生命一個個蹦出，彷彿自己也有了新生命，就很開心。我也養神仙

魚，牠們的游動比較慢，醫生也認為，欣賞神仙魚的悠閒
自在，情緒可以變得平穩。對恐慌症、躁鬱症的人也很適
合。

留下美麗的鏡頭

　　從未有過的經驗，我們往往不曉得結果會如何，例如登山，多半會按照前人的腳蹤攀爬，免得迷路。如果登山紀錄告訴我們，這座山太危險，山難次數之高破了紀錄，每個登山的人都沒有回來過，每條路帶著咒詛，你還會攀登嗎？多半的人會選擇放棄。

　　罹患癌症也是如此，我很想知道自己是否還有希望？要選擇什麼方式醫治不易復發？到底可以活多久？除了詢問醫生，家人想要隱瞞都比過去困難，因為網路資訊發達又容易取得，只要看到統計數字、相關的醫學研究，只要提到治癒率低、存活率低……大概病人就先投降輸一半了。

　　我當初查到的資料是：因為發現得早，治癒率百分之七十幾，我還是哭個不停，擔心自己是那百分之二十幾，

很可能是沒有希望的。萬一身邊的同事、家族親戚、報上刊登的名人明星，罹患的是同樣的癌症，而他們在治療後都沒有活下來，更是會讓病人驚恐害怕。我卻忘了，任何事情都有例外，別人的經驗不一定成為我的經歷，我總要試試看，才會知道，我的生命結局如何。

罹癌後，第一種人，遵照醫生囑咐，早早到醫院報到，為自己爭取時間，例如急性子的我；第二種人是到處打聽名醫、換醫院、找偏方，詢問各種意見；第三種人是放棄自己，無為而治，甚至坐以待斃。小江就是第三種人，他完全忘了「年輕就是本錢」這句話。

小江自從聽到〈San Francisco Be sure to wear some flowers in your hair〉這首歌，他就嚮往著舊金山，尤其是附近的史丹福大學，創辦人為紀念英年早逝的兒子所興建的學校，更是令他神往。於是他立下心願，以史丹福大學為目標，申請研究所。

當他得到入學許可時，真是喜出望外，尤其是獨力撫養他長大的寡母更是與有榮焉，覺得自己多年心血沒有白費。高昂的學費不是問題，因為她早已悄悄為小江預備妥當，只等他服完兵役，就可以快樂出國去。

　　為了歡送小江出國留學，幾個大學時代的死黨在小酒館相聚，一時喝得興起，有人大喊：「不醉不歸，今天一定要盡興。」既然有人開頭起鬨，酒酣耳熱之際，更是開懷暢飲，阿敏摟著小江說：「你媽對你真好，有求必應，你要好好念書才對得起她。」

　　小江的酒喝得急了些，嗆到了，連咳好幾聲，趁機拜託兄弟們：「我出國時，麻煩各位抽空看看我媽媽，她一個人，一定會寂寞。」

　　「沒問題，你媽就是我們的媽。」常常到小江家打牙祭的輝明拍胸脯說，幾個死黨舉杯一飲而盡。

　　大夥幾乎都醉得東倒西歪，餐廳服務員要幫他們叫計程車，阿敏揮揮手：「沒、沒關係，我還可以開、開車，還沒醉咧，小江，我離你家最近，我送、送你。」

　　「沒問題吧？」比較清醒的小江狐疑得很。

　　「你、你還不相信——我、我的技術？我還開過德國的高速公路，不、不限速的。」

　　小江家跟阿敏家只差一條巷子，也就搭上便車。夜裡車少更沒有行人，阿敏開得快了些，小江一提醒，他就稍稍減速。不料因為車速過快，下交流道時遇上紅燈，車子

煞不住，直接撞上左轉的機車騎士，騎士飛彈出去，當場就死了，阿敏和小江也都受了重傷。

　　因為擔心小江在巨大撞擊後會腦震盪或骨折，醫生為他做了全身檢查，意外發現他的血小板不正常，進而證實他罹患肺癌。才為了車禍擔驚受怕的江媽媽，聽到醫生的報告，幾乎不敢相信，等確定已經是第三期，當場暈厥過去，小江更是呆若木雞，恨不得自己乾脆在車禍裡就死掉算了。

　　小江頗有運動細胞，體魄強健，即使服役時在軍中被操練，他也不怕，這陣子身體也沒有異狀，除了前陣子感冒咳嗽沒有完全好之外，能吃能睡。莫非是醫生弄錯了？他連換兩家醫院檢查，都證實罹患肺癌，小江完全慌了，不曉得下一步怎麼辦？

　　「他還可能出國留學嗎？」江媽媽問得好心虛。

　　醫生微微皺著眉：「先治療再說。」

　　小江躲在家裡足不出戶，即使媽媽費心熬煮中藥，他完全拒吃，那麼陽光的一個人，很快就變得委靡不振，面色暗沉。江媽媽每天端著藥碗進他屋，聽到的是小江大聲怒吼：「不要管我，讓我死！」接下來是砸碗碎了一地的

聲音，江媽媽的心與淚水跟著碎了滿地。再這樣下去，不等癌細胞追殺小江，小江就先跟死神報了到。

江媽媽終於忍不住跪倒小江面前：「媽媽求你，求你去醫院治療，你不去治療，媽媽就一直跪著。」

向來孝順的小江怎麼禁得起媽媽這一跪，也跟著跪了下去哭著說：「媽，我不甘心，我不甘心，我才二十四歲。」

「你聽媽媽的，去醫院試試看，很多人得到癌症接受治療後，不也都好了。」

小江怎麼能跟媽媽說，他上網查過資料，他的肺癌第三期怕是很難醫了，手術後接著化療，只會把人整得不成人形，最後還是走了。走了？小江很難想像自己從世界上消失是一種什麼感覺？人都死了，應該沒有感覺了吧？可是，媽媽一定會哭得死去活來，根本活不下去。

沒讓媽媽享到福，就要害死媽媽嗎？

想到這裡，小江終於點頭：「媽，我去，我去醫院。」

一連串的檢查之後，醫生很快安排了手術，切除左肺的腫瘤，安慰小江：「你右邊的肺還很正常，這是好事。我們會安排化療，清除可能還存留的癌細胞。」

「既然右肺沒有癌細胞，為什麼還要化療？」小江好緊張。

「以防萬一。」醫師說。

「那表示其他部位，已經發現癌細胞了嗎？」小江原想再追問，又怕追問出什麼，也擔心媽媽知道太多，好不容易暫停的淚水又要決堤。

可是，化學藥劑的注射，讓小江吐得膽汁都出來了，他不敢吃東西，怕吃了又吐，望著媽媽憂愁的臉，他只好勉強吃，然後又是排山倒海的狂吐。就這樣吃了吐、吐了吃，江媽媽不忍心，也只能偷偷哭。起初小江還跟媽媽說說話，之後變得像個行屍走肉，任憑醫療人員擺佈，臉上的笑容好似被人偷走了，眼神渺茫又空洞。

大學死黨輝明來探病，怎麼逗小江，他還是沒有表情。

江媽媽關心的提起：「阿敏還好嗎？」

輝明搖搖頭，嘆著氣：「除了民事賠償，可能還要坐牢。想到那天晚上歡樂的場景，卻完全扭曲變樣了，老天這樣的懲罰太重了。」輝明說完蒙著臉哭泣，小江依然無動於衷，呆呆望著窗外，好像任何事情都引不起他心頭的

波瀾。

　　能怪老天嗎？只能怪他自己為什麼要坐上阿敏的車，為什麼不堅持阿敏搭計程車回家？若不是為了媽媽，他真想拔掉針管、跳樓結束自己，這樣每日每夜跟死亡照面，實在太痛苦了。再多的考試、寫報告，都難不倒他，唯獨死亡，小江沒有對戰的經驗。

　　江媽媽急著到處求人，激起小江的求生意志，小江沒有女朋友，無法動用愛情的力量，他沒有宗教信仰，牧師也幫不上忙。那天，江媽媽到醫院餐廳買午餐時，在走廊遇到志工發宣傳單，下午兩點大廳有癌症患者的經驗分享，熟悉她的志工說：「這個病人很厲害喔！癌症都到了末期，她勇敢宣戰，現在活得很健康，妳可以帶兒子一起去聽。」

　　江媽媽沒跟小江說這麼多，騙他說要照斷層掃描，推著他的輪椅刻意經過大廳，剛好有一位女士演奏大提琴，江媽媽順勢說：「照斷層的時間還沒到，我們先聽一會兒。」接下來就是抗癌勇士李屏的見證分享，小江聽了一小段，渾身不自在，跟媽媽說：「我們走吧！我不想聽。」

　　這時，李屏突然話峰一轉：「我們無法知道自己的生

命長短，卻可以讓每一天過得快樂，把生活品質掌握在我們手裡。哭泣也是一天，開心也是一天，爲什麼不爲自己爭取機會，讓翹家的笑容找到回家的路呢？」

小江這才知道媽媽有意帶他過來，氣呼呼的自己推著輪椅走開，回到病房，爬上床賭氣似的閉上眼睛。沒想到，李屏竟然跟著媽媽一起來探望他，小江把毯子拉到臉上，他不用猜就知道，勸人的話都是同樣那一套，什麼要努力奮戰、不要放棄希望、痛苦很短暫、不要輸給癌細胞……那換他們來得癌症看看，是不是還會這麼說？

江媽媽溫柔的勸小江：「兒子啊，李姐姐特意來看你，跟人家打個招呼啊！不然人家要說媽媽沒家教。」

小江不願意讓媽媽受傷害，只好拉下毯子，李屏拉了椅子坐在他的床旁輕聲問：「聽媽媽說，你已經申請到史丹福的獎學金？你好厲害啊！我去過那所學校，校園的草地好漂亮，附近有一家咖啡店的咖啡好香，你一定要去喝喝看。」

眼睛亮了亮，小江有些意外，李屏跟別人不同，不說她自己的癌症得到醫治，好像顯示她很厲害，也不提他的癌症，讓他避開了談論無數次、卻避不開的話題。

「我看過一部電影，以史丹福附近為背景，我沒注意到這家咖啡店，可是我看到一家賣畫的店，下午的陽光剛好穿越長廊，照在女主角的臉上，那表情好生動，我真希望自己在現場，可以幫她拍照。」小江回應李屏，臉上竟然出現許久未現的笑容。

「你也喜歡拍照？你的作品有沒有放在臉書上？」李屏接著說：「我以前好節省，賺的錢都存起來。罹患癌症後，我就想開了，一邊旅行一邊拍照，做自己開心的事。」

李屏離開病房以後，說也奇怪，胃口不開的小江竟然跟媽媽說：「幫我買一碗清燉牛肉麵好不好？晚上妳回家洗澡時，幫我把防潮櫃裡的相機帶來，我要幫醫院裡的人拍美麗的照片。」

江媽媽的眼角溢出淚水，一連串的巧合，讓小江遇見李屏，一個樂觀面對癌症的勇士，她留下美麗的身影，讓小江懂得為自己留下美麗的鏡頭。

以病為師

　　我在一天之內確定是癌症，隔天就主動住進醫院；因為我是急性子，害怕晚了一天，就給了癌細胞可乘之機。可是，心裡還是害怕，即使眼前坐著罹患兩次癌症都逃過一劫的外婆，仍然不知所措。

　　就在我住院那天早上，我記起自己年輕時很喜歡的一本書《荒漠甘泉》，每次遇見生活困境，我都會翻一翻。於是我從佈滿灰塵的櫃子裡找出來，翻到住院那天的文章，竟然寫著很奇特的一段文字：「只要你肯獨自安靜在一個地方，不顧你四圍一切的催促，那時神的旨意就要向你顯明，你對神就會有一種新的認識，對祂的神性和愛心會有更深切的洞見，這會成了你極喜樂的經歷——永久寶貴的經歷。你等待的時間雖長，至此也得到了豐富的酬報。」

　　我回想到九年前生女兒的情形，兒子自然生產的我，選擇剖腹生女兒，手術時，總醫師問主治醫生：「產婦看

起來很正常，為什麼要剖腹？」跟我相當熟識的醫師開著玩笑說：「她是一位作家，要體會不同的生產經驗。」這當然是玩笑話。

可是，我覺得這是上帝提醒我，為全台灣的女性朋友得這場病，然後用我的經驗幫助他人。

於是，我帶著使命走向醫院。

幾年後，我終於明白上帝的心意：因為子宮頸癌，是私密的，公眾人物不願意受訪，我也很難找到相關預後的資料。於是我挺起腰桿，收拾行李，上醫院，為了全台灣的婦女同胞體會罹癌經歷，然後化為文字分享，幫助大家。這是我的使命，義無反顧，即使遇到痛苦，也紀錄下來，成為寶貴經驗。因此，當我專注在一件自己熱中的事情，反而沖淡我對疾病的焦慮。

每一個人心裡都會有一個未完成的夢，想一件激勵自己的事情。無論喜歡什麼，想擁有一座香草花園、到冰島自助旅行、跟小學好同學見面、跟初戀情人說對不起……就去做吧；放下心中重擔，反而輕省，甚至因為樂觀，癌細胞不見了。聖經上說：「喜樂的心乃是良藥，憂傷的靈使骨枯乾。」我當初這麼鼓勵小江，我相信你一定也做得

到！

　　順帶一提，探望癌症病患時，說話不要偷偷摸摸、遮遮掩掩，反而讓他心裡起疙瘩。也不要提敏感話題，或是跟「癌症」、「死亡」相關等話題，切忌提到誰最近癌症過世、誰生了小孩（特別針對切除子宮的患者）等事。儘量說些讓他開心，或是籌劃旅行、畫展等充滿盼望的事情。

沉默的綿羊打開心

「因為排尿不及格，妳不能出院。」手術拆線後，當我聽到醫師這麼說，知道自己必須繼續待在醫院裡，於是想找些事情做，免得自己胡思亂想。

沿著走廊緩步，望一會兒屋外閃亮的陽光，走啊走的，來到育嬰室，透明的玻璃裡，一張張小床上躺著眼睛尚未睜開的新生兒，雙手舞動著，認真的向生命打招呼，彷彿告訴我們：「我來了，我也要在這個世界佔有一席之地。」

輕撫著自己的腹部，哀悼失去的子宮，再也無法孕育新生命，忍不住落淚，但是，卻又喜悅著其他的新生命誕生，彷彿上帝正告訴我：「生命會用其他的方式繼續存在。」

就這樣，我每天散步時都會去育嬰室看一回，好像找

到一種激勵自己的力量。當他們出院回家，父母為他們穿上新衣服，一家人歡天喜地的抱著孩子，我望著他們的背影，悄悄送上祝福。當時，我沒有告訴別人，我跟育嬰室小寶寶們的秘密約會。

朋友說：「妳都有兩個孩子了，子宮沒用了，不要難過啦！」子宮怎麼沒用？那不是她的子宮，割除掉的子宮它也曾是我的器官，我身體的一部分，曾經孕育了兩個孩子。

我到醫學會演講時，醫生也說：「子宮沒有了，沒有月經，不必避孕，多方便！」男人不懂的，他不曾擁有子宮，所以不懂得我們的痛與傷。其實，太多太多的感情，藏在我們心的某個角落，我們不想說，因為沒有人會懂。羽竹也是這樣蒐藏著她的心事。

乖巧的羽竹，素來溫馴，與世無爭，只想平平凡凡過一生，找到一個彼此相愛的男子，組成一個家，共度一生，心願足矣。當她跟專科同學戀愛了七年，在雙方父母同意下，舉辦了婚事。她怎麼也沒料到，七年感情瞬間成為泡影，因為婚後不到一年，丈夫劈腿公司的女同事。她憤怒的質問丈夫：「如果你不喜歡我、不愛我，那麼容易

變心，爲什麼不在結婚前變心？」

　　丈夫摸摸鼻子，自知理虧，說不出話來。感情上被欺騙掠奪，任誰都受不了，不少人離婚時乾脆狠狠敲對方一筆，讓他的日子跟著難過。但是，羽竹沒有，她決定成全他們，自己悄悄離開。

　　到律師事務所簽字的那天，羽竹同時確定自己已經懷孕兩個月，她沒有說出這件事，或是用懷孕哀求丈夫不要離開，彷彿自己從丈夫那兒竊取了一件珍寶，乍看自己輸了這場婚姻，事實上，她贏了。

　　她爲了捍衛自己的孩子，用丈夫給的一筆錢，到離家很遠的城鎮買了小屋。悄悄生下女兒，女兒有著丈夫的一頭濃密頭髮，還有慧黠的眼眸，懷抱著女兒，羽竹好似懷抱著過去的一份情。女兒是她的命、她的寶貝，誰也不能奪走她。

　　在偏鄉覓到一份薪水微薄但足以維生的工作，看著女兒一天天長大，她好像把自己的生命化爲點滴，注入女兒生命，失去愛情的她慢慢枯萎。每次懷念過去，羽竹只能默默流淚，連娘家的爸媽、親人也離她好遠好遠，她不想說，也不願意說，沒有人知道她的軟弱孤寂，所有的苦

痛，她只能藏在心裡。

羽竹開始失去食慾，睡眠也不好，常常感到疲倦。女兒從幼稚園回到家裡，簡單做完飯，餵飽女兒，她就累得連說故事給女兒聽的力氣都沒有。

在公司影印資料時，會計小紋關心的問：「羽竹，妳的臉色不太好，是不是不舒服？要不要請假去看醫生？」

羽竹就怕跟同事關係太親近，被人發現她的秘密，慌忙回答：「我沒事，我來 MC。」

難道真的病了？診所醫生覺得羽竹的病情不簡單，建議她到醫院驗血驗尿。報告出來，羽竹嚇得站不住腳，怎麼可能是得了白血病？也就是血液的癌症？難怪她最近牙齦出血，手臂皮膚動不動就瘀青。醫生建議她即刻做骨髓穿刺，以確定採取哪一種治療。

「我會死掉嗎？」她問醫生。

「早點治療，都是有希望的。妳有家人嗎？可以請他們來討論妳的病情嗎？」

羽竹坐在醫院門口的休息椅子上，身體還在不停發抖，她隱約感覺得到自己確實生病了，接下去的治療要花錢、女兒沒人照顧、可能失去工作、沒有薪水收入，她要

如何醫病？教育女兒？萬一傳到前夫耳裡，很可能女兒也會被搶走，那麼她將會變得一無所有……。她不允許這樣的事情發生，更不想要麻煩任何人。

　　她到菜場買了補血的蔬菜，也買了鴨血，又到中藥房抓了補血的草藥，每天吃一根豬血糕，決定用自己的方法抗癌，說不定老天爺可憐她，讓她的病不藥而癒。當她的體力愈來愈差，好幾次，羽竹想鼓起勇氣跟老闆求助，卻聽到同事說：「從沒看過這樣的老闆，那麼摳，連洗手間的衛生紙太浪費也要管。」

　　另一個同事也搭腔：「衛生紙還是小事，他連我交女朋友也要管，警告我如果不懂得處理感情，讓女人找到公司來吵鬧，就會 FIRE 我，天哪！都什麼年頭了？」

　　這樣的老闆怎麼可能同情單親媽媽的羽竹？況且老闆是男人，一定站在男人那一邊，想辦法盡快找到她前夫把女兒帶走。羽竹實在無計可施，晚上幾乎都是摟著女兒邊哭邊睡著的。好不容易睡著，卻被一個接一個的惡夢纏繞，不是夢見女兒被偷，就是女兒不認識她了，怎麼都不願意叫她媽媽。

　　三個月後的某一天，她上班時腹痛如絞，甚至便出血

來，她以為自己要死了，坐在馬桶上幾乎站不起來。小紋在洗手間外邊敲門邊喊：「誰在裡面啊？快點出來，我要上廁所。」

羽竹只好勉強起身，剛剛推開廁所門，就眼前一黑，整個人撲向小紋。等到羽竹醒過來，已經躺在醫院的病床上。小紋和另外兩個同事小何、阿妙圍繞她身邊照顧她，小紋喜孜孜鬆了口氣：「醒了，羽竹醒了。」

男同事小何說：「羽竹，妳生病了怎麼都不說，可以請假看病啊！這病不能拖的，愈早治療愈好。」

羽竹這才慢慢清醒，似乎有些明白，她的病況大家都知道了，她慌張得猛搖手：「你們不要告訴老闆，拜託拜託，我等下就出院，我不用請假，我會繼續上班。」她掙扎著想要坐起來拔掉點滴。

萬萬沒有料到，老闆就在這時推門走進來，身邊則是每年尾牙才會出現的老闆娘，難道他們這麼慎重其事的要宣布辭退羽竹？

老闆看羽竹吵著要出院，忙表明：「羽竹，妳安心養病，小紋已經幫妳辦妥住院，我拜託我太太負責妳的飲食，她以前得過癌症，是過來人，比較知道妳應該吃什

麼。至於費用，妳不必擔心，公司有集體投保防癌險。」

　　老闆的話讓羽竹好像在做夢一般，她簡直不敢相信自己的耳朵：「可是，我的工作，我需要薪水，我不要請假，我可以晚上來看病。」她不敢說出來的還有女兒乏人照顧。

　　老闆面帶微笑：「我知道妳有難言之隱，可是，妳上班那麼認真，這麼好的員工是公司的寶，我們要好好珍惜。薪水我們照常支付，妳不用擔心。有什麼事情，妳就跟小紋商量，我全部授權她處理。好了，我們還有事要先走了，多保重。」

　　望著老闆夫妻的身影離去，對羽竹來說，這真是不可思議，老闆這麼摳的人，怎麼像是變了另一個人？難道是他們錯怪了他？

　　小紋握著羽竹的手：「羽竹，妳放心，妳剛剛昏睡時，我們已經討論過如何分攤妳的工作，至於妳的女兒，我媽媽也會幫忙接送與照顧，讓妳不要太辛苦。」

　　「我的女兒？你們、你們早就知道了？」羽竹隱瞞許久她已經有女兒的秘密，原來早就不是秘密。

　　「抱歉，因為我兒子跟妳女兒在同一間幼稚園，所

以，我知道妳是單親媽媽。」同樣也是單親媽媽的阿妙說。

　　禁不住突來的衝擊，羽竹哭了起來，愈哭愈大聲，好像要哭出她所有的委屈。她感到好意外，這個世界上，不是只有像她前夫那樣狠心拋棄她的人。爲了女兒，爲了報答這些關心她的人，她要接受治療，勇敢的跟老天爺爭取多一點時間。她再也不要畏畏縮縮的過日子，也許，這個病，就是老天爺給她的一個重新面對人生的轉機。

以病為師

　　很多時候，因為不想麻煩別人，或是擔心疾病影響工作、家庭，只好勉強硬撐著，直到自己倒下。

　　曾經有一位朋友罹患癌症後，經過側面打聽，才知道公司的政策是病假請完之後，再繼續請病假，就必須留職停薪，之前有人爭取過，公司高層沒有讓步或妥協的方案。對急需這筆錢，又快到可以辦理退休年齡的他來說，害怕失去退休金、被公司辭退，只好強忍治療期間的不舒適，一天熬過一天。他算是運氣好的，癌症治好了，工作也保住了。

　　罹癌的病友，往往心中充滿恐懼，不曉得未來如何？自己是否能治癒？是否要跟家人交代心裡的話？他看起來勇敢，其實怕得要命？與其隱忍不說，不如找個適當時機，跟了解你的人訴說。因為調整好自己的心情，比立刻接受治療更重要。

　　說出心事，可以減輕壓力，對病體的恢復健康是有幫

助的，因為喜樂的心比什麼藥物都有效。我當初選擇的訴
說對象是上帝，幸好還有上帝，可以讓我把重擔交給祂，
否則我一定把自己折磨死了。

　　都病成這樣，還擔心失去工作、沒了薪水，或是對家
人家事的虧欠？與其瞎擔心，不如說出你的困境，別人才
知道如何伸出援手、如何幫助你，例如幫你找到好醫生、
資助你的所需費用、分擔你的家事。我當初病倒後，就是
丈夫承接家事，媽媽也趕來家裡幫忙煮飯給我兩個孩子
吃。向來討厭我們請假的老闆，也沒有扣除我的薪水。我
絕對相信，這個世界上的好人比壞人多得多。更重要的
是，胡亂抓藥，或是像羽竹這樣亂吃亂喝，沒有對症下
藥，有時候反而會使疾病更加惡化。

　　曾有位公司負責人，原本很擔心自己罹癌消息曝光會
影響公司營運，甚至其他虎視眈眈的公司會奪走公司客
戶。不料當消息不小心走漏後，全公司上下一起挺他，要
他放心養病。結果，他生病期間的公司營收，比過去都高。

　　愛要說出來！

　　我們的憂傷、困惑與擔心，也要說出來；除了跟人分
享快樂，更要懂得讓別人一起分擔苦痛，分送溫暖。

愛宴

　　費盡千辛萬苦在天母找到新家，挑選了我最愛的木頭家具，佈置一個溫馨的窩，媽媽住在隔壁，外婆住在四樓，我最愛的人都離我好近。新家的視野極好，這邊望觀音山，那邊望紗帽山，住進夢想的家園，我開心得不得了。

　　可是，接下來的房屋貸款，卻讓我變得更加忙碌。面對報禁解放，身為雜誌總編輯的我，壓力更大；加上同事接二連三跳槽到報社，我的情緒更加低潮。倒楣的一定是跟我朝夕相處的家人。工作狂的我，每當兒女找我，我總是冷漠的推開他們：「媽媽在忙，不要吵我。」我不說床邊故事，不跟他們道晚安，頂多關切他們的功課、考試成績。

　　記得有一回我休假在家，女兒放學發現我在家裡，興

奮得衝上樓，緊緊的摟住我，問我，「媽媽，我可不可以每天放學都看到妳在家？」我的眼好酸、我的心好酸，可是，我還是再一次次的出門超時上班，破碎了她期待媽媽的心。

癌症發現前，我正好歷經搬家、熬夜寫稿賺貸款、工作多到天天頭痛。到附近的診所拿藥，醫生也以為只是自律神經失調。只是止痛藥吃了許多，依然止不了痛。更糟的是，我經常莫名其妙發脾氣，同事的採訪稿寫得文不對題，我會當眾大聲數落她一頓。媽媽多關心一點，我就頂嘴：「我都三十幾歲了，不要管我好不好？」甚至外婆也說：「妳怎麼脾氣這麼壞？好像大家都欠了妳多少錢似的。」

我明知這樣不對，也很想改過來，可是，就是控制不住自己的情緒。後來才明白這是癌細胞在體內作祟的緣故。癌細胞真不是一個好東西，當它霸佔我們體內，不只是傷害我們的組織、器官，也會深深影響我們的情緒，兩者互有關連。

但是，看似愁雲慘霧，一場狂風暴雨襲來，沒想到卻也帶來我跟家人相處的一場轉機，躺在病床上的我，少了

忙碌不堪的工作，更能夠看清楚身邊的人事物。我雖然討厭極了癌症，恨死它破壞我的生活，就像痛恨感情世界中的第三者，現在回頭看，卻感激它的出現，讓我真正明白誰是我的最愛，並且珍惜他們。我想，靖如應該也有深刻體會吧！

　　好友靖如對待自己的生活嚴謹、認真，學生時代就是老師口中的班長最佳人選，任何事情交代她，總是做得又好又精采。班級各種比賽，即使無法得到前面的名次，卻都能贏得好評與廣泛的注意。

　　她的優秀在進入職場後，更是無往不利，從總經理特助，做到廣告公司總監，不斷交出亮麗的成績單。丈夫雖然在公家機關上班，卻也是部門經理，做得有聲有色。兩個兒子念的是私立學校，學業成績優秀，科展、演講更是常勝軍。若說有什麼遺憾，他們家人個個都忙，很少有交談的時間。即使寒暑假全家出國旅遊，丈夫準備報告、靖如忙著跟公司 skype，大兒子打卡上網、小兒子玩手機裡的遊戲，好像身體到了國外，他們的心卻分散在四座城市。偶爾靖如回到家裡，面對空蕩蕩的客廳，會有小小的遺憾，但是一波波席捲的疲憊，讓她很快就把惆悵揮開。

　　大兒子小青升高中後，她開始不斷接到學校訓導處的電話，導師也提醒她要多關心孩子的交友狀況。可是靖如覺得小青成績還考得不錯，問起他晚上都忙些什麼，他都說：「老媽，不礙事，我不偷不搶不吸毒，妳放心。」她覺得也對，青春期的孩子難免叛逆，想要尋找自己的定位，也就放任小青的經常夜歸。完全忽略他流連網咖、飆車、夜遊而導致的曠課次數。

　　小兒子小維卻恰恰相反，他不愛出門，也不愛補習，放學回家就關起門來，沉迷他的遊戲之中，只關心他的過關次數、擊敗的怪獸、得到的寶物，讀書完全憑藉著小聰明，考前熬夜拚一拚，典型的宅男一個。

　　一波波的食品安全問題，則讓丈夫忙得不可開交，忽略了餐具櫃上，靖如健康檢查結果的通知信，甚至連靖如自己也隨手丟在桌上，沒有仔細看。當她清理堆積的信件時，才意外發現自己乳房檢查結果是陽性的。去年不也是同樣的結果，複檢後只是一般的纖維囊腫，況且她家也沒有乳癌遺傳病史，她也就沒放在心上。

　　有天靖如到健身中心跑步機跑了半小時，又到游泳池游了十趟後，領取毛巾進了浴室，拉上浴簾，洗髮洗澡，

當溫熱的水沖去身上的泡沫，她偶一低頭，發現自己的左乳乳頭有些紅腫，輕輕捏了捏，竟然冒出黃色的膿來，她的心隨即狂跳不已，怎麼回事？她又用力擠了擠，流出的竟然是血水。

顧不得身上的泡沫是否沖乾淨了，她以最快的速度更衣。一看手錶，還好，夜間門診的時間未過。濕著頭髮的她，幾乎失去平常的從容，開著車衝往最近的一家醫院去，不斷安慰心臟狂跳的自己，「沒事，沒事，就是發炎罷了！」

醫生聽完她的說明，做了觸診，隨即開出一堆的檢查單，靖如力持鎮靜的問醫生，「應該只是發炎吧！」

「要等檢查結果才知道。妳一定要好好檢查，再忙，健康更重要。」醫生語重心長，卻讓靖如更加緊張。

靖如本來要跟丈夫說的，擔心又是自己大驚小怪，就像上回，哭哭啼啼的把丈夫嚇得半死，還取消了出國受訓的機會，結果卻是「狼來了」。她只好提心吊膽完成檢查，一邊告訴自己，下回絕對不偷懶，乖乖如期回診。可是，即使她存心認錯，希望一切沒事，醫生還是皺著眉頭說：「可不可以請妳的先生或其他家人來，我要跟你們說明治

療的方法。」

　　窗外晃動的樹葉，反射著亮麗的陽光，而她的生命卻蒙上陰影，手術切除的不只是腫瘤，還包括她的腋下組織、她的左乳，她向來引以為傲的身材即將走樣，這不是晴天霹靂，那是什麼？老天爺這玩笑開大了，靖如左思右想，她除了忙於工作，跟娘家爸媽疏於聯絡，甚至過年也沒有回婆家，可是，她沒做壞事，妻子、母親的角色也扮演得差強人意，癌症挑上的，並不是十惡不赦的通緝要犯，竟然是狂熱愛工作的她啊！

　　靖如不斷埋怨自己，為什麼這麼大意，沒有按照醫囑每半年追蹤一次，如果早點發現，說不定乳房就不必切除了。埋怨、後悔都無法改變事實，靖如了解即將面對的醫療，明白這不是她自己的一場仗，她需要的是全家的支持，靖如決定回家，親自宣布這件事情。

　　簡單處理完公事，靖如開車進地下室停車場，臉頰燥熱，心跳不斷增加，好像她是要被指認的嫌疑犯。一如往常，已經是夜晚九點多，家裡沒有一個人，就連經常窩在房間打電動的小維也不在房裡。她力持鎮靜的靠在按摩椅子上，沒有開燈，獨自待在黑暗裡。過不久，小維回來

了，手裡拿著泡麵、鹽酥雞，大概是玩遊戲餓了，他進了廚房，開燈，泡好麵，端著托盤進房間，竟然沒有注意到客廳角落的靖如。

靖如沒有吭聲，空氣裡飄散的泡麵味道，此時聞來，分外噁心。她忍不住一陣作嘔，傷心小維的視而不見。

接著，丈夫回來了，直到他洗好澡，換了睡衣，到客廳看電視，吊燈打開，才發現縮在按摩椅上的靖如，滿臉是淚，慌忙追問：「怎麼了？」問了幾遍，靖如都不回答，他去小維房裡問：「你是不是惹媽媽生氣了？」

小維這才端著托盤晃到客廳，抬抬下巴：「老媽，我可沒得罪妳喔！是不是被詐騙集團騙了錢？」

靖如搖搖頭，冷靜的說：「等小青回來，我一起說。」

丈夫急忙打電話，卻怎麼也找不到小青。過了午夜十二點，小青才帶著一身菸味和酒味晃進家門。

「吼！你死定了，老媽在生你的氣，現在才回家。」小維立刻搶先說。

小青未料家裡的氣氛如此凝重，猜測著是否自己偷騎機車去飆車的事情被發現了，轉動著不安的眼神打量靖如的臉色，一屁股坐到沙發上。

「都給我站著，你們還把這個家當家嗎？」靖如大聲怒吼，帶著十足的威嚴，見到父子三人彷彿觸電般立得直直的，她一陣不捨，眼眶含著淚，一個字一個字的說：「我、得、乳、癌、了。」

小維不知輕重順口就答：「酷喔！跟安潔莉娜裘莉一樣，把乳房割掉就好了。」

丈夫即刻制止，「不懂就不要亂說話，快跟媽媽道歉。」

小青清清喉嚨，小聲問：「媽媽會死嗎？」

「我不知道，已經是第三期，醫生說很嚴重。」

丈夫知道嚴重性，頭一個忍不住，哭了出來，小青、小維這才知道事態嚴重，收起原本吊兒郎當的態度，望著靖如。

靖如緩緩的說：「我會去開刀、化療、復健，這是一條很辛苦很漫長的道路，我會努力、不會放棄，你們，要一起顧好這個家，萬一我走了，至少家還在。」

丈夫走過來把靖如抱在懷裡，這個擁抱雖然已經生疏許久，淚水湧上眼眶，靖如感覺得出丈夫還是關心她的。兩個兒子侷促的搓著手，互相對看，尷尬的不知道是不是

要上前抱住媽媽。

　　洗完澡躺上床，靖如跟丈夫商量：「醫生說，是否切除乳房，跟癌症的治癒率沒有太大關係，如果切除，我這裡就會是一片平坦……」靖如用右手指著左乳，「還會有一個大疤痕，很難看，你要不要看它最後一眼，以後就看不到了。」

　　向來開著小燈睡覺的丈夫，卻關熄所有的燈，哼了一聲：「有沒有乳房，妳還是妳，命比較要緊。」

　　不少丈夫都不習慣妻子失去乳房，那也是她們的性感象徵啊！網路上許多女性都說，自從她們失去乳房，也失去了丈夫的關愛眼神，丈夫跟她們分房，夜裡再也不開燈，更糟的是，不久就跟她們離婚了。靖如感覺得出，丈夫一時片刻無法接受這樣的事實，只好說：「那我就不要切除乳房了。」

　　「快別亂說，睡覺吧！明天還要去醫院，見了醫生再做決定。」

　　這個晚上，一家四口都不好過，小維把所有的遊戲軟體關掉，小青則翻看電腦檔案裡他們全家的合照，媽媽那樣開朗的笑容，就要跟著乳癌手術一起消失了嗎？

　　靖如一直覺得遺憾，沒有生下女兒，「女兒比較貼心」她始終這麼認為。所以，小青和小維決心不讓媽媽難過，雖然他們不懂得撒嬌，至少可以陪伴媽媽。兄弟倆放學後，就揹著裝了筆電和課本的後背包，到醫院報到，讓看護休息，換他們輪班，他們跟護理師學習如何照顧媽媽，說網路笑話給媽媽聽，直到爸爸來換班。週六週日兄弟倆更是哪兒都不去，只到醫院報到。

　　起初，小青一度以為媽媽裝病，用苦肉計呼喚他回家。當他看到媽媽在手術後的化療中，不斷嘔吐，並且開始掉髮，必須用頭巾繫住光禿禿的腦袋，他開始害怕，好怕他從此以後看不到媽媽，更加勤快的到醫院看媽媽，兄弟倆甚至跟爸爸爭著睡在病房裡。

　　為了調養身體，靖如辭去工作，專心養病，空暇時，就到附近公園走走，知情的鄰居都說：「楊太太氣色真好。」

　　她微笑著：「不上班，變成閒人了，所以不一樣。」她從來沒有想到過，四十出頭的她，竟然就從職場退下。起初真的很不適應，尤其是手機響起的次數愈來愈少，感覺自己彷彿遭到遺棄。

有天當靖如到美容中心做完臉，走了一小段路微微出汗回到家，跳出來迎接她的是三張佈滿汗珠的臉龐，大聲說，「SURPRISE ！」怪不得他們要她慢慢來，不急著回家，美容師還纏著她東問西問，原來都串通好了。

父子三人手忙腳亂做了幾道菜，雖然手藝不純熟，紅蘿蔔炒蛋的蛋沒有熟，燙地瓜葉裡添加的蠔油太鹹了，鱸魚蒸得過了頭，但是，靖如卻把菜餚吃得精光，因為這是家人為她預備的愛宴。

夜裡準備睡覺時，靖如照例關上燈，丈夫卻開口阻止：「妳以後不必避著我換衣服，也不用為了我關燈，我看到妳的疤痕可能會害怕，但是我會慢慢習慣，就好像我習慣生活裡有妳，沒有我的允許，妳不可以偷跑掉。」

靖如親吻著丈夫的唇：「當我準備好了，我會讓你看的，現在還不是時候。」

「妳那麼愛美，一定比我更難受。如果妳想裝義乳，我也會陪妳去，妳想要什麼，我都會答應妳。真的對不起，我以前忙著注意食品安全，卻忘了注意自己老婆的安全。」

「我誰都不怪，我雖然失去了一個乳房，卻撿回了兩

個兒子。」

　　「還有我！」丈夫笑說著，兩人相視一笑，彷彿回到初識的甜蜜。

以病為師

　　每個人都會生病，大病小病在所難免。可能是癌症容易跟死亡產生聯想，病人與家屬擔驚受怕之餘，調整了對生命的態度，害怕失去，於是更懂得緊緊把握住現有的。雖然有的病人或家屬選擇逃之夭夭，但是更多人選擇面對，面對才有希望，面對才可能等待晴空朗朗。

　　我就是典型例子。我辭去工作後，有更多的時間陪孩子，更可以隨心所欲的從事寫作，甚至到國外旅行。靖如也是，她一直以為，人生最大的成就是飛黃騰達的事業，萬沒想到，一個充滿愛的家，更是難能可貴，那是用千金都買不到的。

　　一年應酬兩百多天、出國一百多天的病友廖總也是，他的鼻咽癌差點擊垮了他，卻翻轉了他的心，戒除酒癮，跟地下情人分手；原本冷淡的家人，甚至開始改善關係。

　　所以，癌症不但使病患本身改變，親戚朋友也可能受到影響。當發現自己罹患癌症，千萬不要自亂陣腳，這很

可能是個提醒、是個轉機，告訴你或你的家人，生活應該
調整了。當你們調整好了，說也奇怪，被癌細胞啃噬掉
的，將會一一找回來。

　　最重要的是，當身體有任何不舒適的症狀，持續一段
長時間都不痊癒，就要加倍注意。例如皮膚傷口久久沒有
癒合、咳了很久都沒有痊癒、月經來潮天數增多、疲倦無
食慾或長期失眠、便秘或排便出血⋯⋯可能跟癌症有關，
盡早檢查確定，以免小病拖成了癌症。

第二章

相處，拒絕跟他的腳步起舞

癌症治療期間，
手術、化學藥物、放射線、標靶藥……
侵犯我們的身體，攪亂我們的生活。

有些人難過得不想繼續治療，
不曉得癌細胞是否可以全部殺死？
如果癌症再發怎麼辦？
甚至因為頭髮掉落、面容憔悴、身材走樣，
躲起來不想見人。

如同第三者闖入家裡，搞得人仰馬翻，
對感情產生疑慮，認為自己已經兵敗如山倒。
請千萬千萬記得，
不要隨著癌症的腳步起舞！

沒有我，他怎麼活下去

　　第一家醫院的檢查報告說我罹患子宮頸癌，接下來第二家醫院，醫生也告訴我：「確定是癌症，用肉眼都可以看到，患處紅腫出血。切片報告，只是為了確定癌症第幾期，以決定做什麼手術。」

　　我沒救了嗎？躺在檢查台上，聽到醫生的宣判，不是好消息，我已經逃不掉了。躲債，可以躲到深山裡；躲仇家，可以隱姓埋名。但是，躲癌症，躲不掉，它已經藏在我的身體裡，我醒著睡著，隨時啃噬著我。我想著想著，淚水在眼眶裡打轉。

　　家裡，不知情的孩子在屋裡寫功課，住在同一棟大樓裡的外婆、媽媽趕來了，舜子和小妹也圍在我身旁。他們為我祈禱，同時哭泣。雖然外公外婆都經歷過癌症，但是，我比他們都年輕，他們擔心我會從此離開。此時的

我，好像變成牆角的壁虎，望著他們。我只想帶給他們歡笑，我是家裡的老萊子，專門負責逗外婆開心的，怎麼反而激出她的淚水。

外婆哭紅了眼：「我已經跟上帝禱告了，妳還年輕，孩子又小，把我的歲數折給妳。」我知道上帝不會答應的，聽來還是心酸，從小外婆最疼我，我怎麼可以讓她為我操心至此。

夜裡，我躲在浴室裡哭泣，舜子把臉埋在枕頭裡抽搐，我該怎麼辦？當我抬起頭，望著鏡子裡哭得鼻子紅、眼睛腫、頭髮四散的我，真是醜啊！什麼帶雨梨花，簡直就是被癌症嚇得花容失色的殘花枯枝。

曾經被鄰居笑我是水溝裡撿來的小孩，抱著父親的遺照哭的我，立志不讓父親丟臉，考了許多第一，也考上北一女；曾經被舅舅嘲笑天下文章一大抄的我，在許多夜裡不眠，寫出一篇篇感人文章，甚至獲得中華日報小說獎；曾經被老闆說我如果是個男生就好，我編出暢銷的雜誌，贏過許許多多男性主編……想起這麼多輝煌紀錄，我怎麼可以就此棄械投降。

於是，我彷彿看到上帝和撒旦在天上，正注意我的一

舉一動，我怎麼可以丟上帝的臉？我對著鏡子大聲說：「撒旦，我正式跟你宣戰！」夜裡雖然依舊輾轉，但是，早晨起來，我卻把愁苦一掃而光，挺起胸膛，好像全副武裝的勇士，肩負著大使命，勇敢踏出門，上戰場，跟癌症決一死戰。

　　從小和我一起長大的小喬，認識她的人都喜歡她，做起事來既能幹又有效率，更是信守承諾。拜託她的事情，她總是習慣說一句：「沒問題，包在我身上。」聽起來輕描淡寫，但是無論多難的事情，她一定盡力完成。小喬也很樂觀，沒煩沒惱，即使有煩惱，她也能化為一縷輕煙，滿臉是笑意安慰你：「沒關係，明天就會是晴天了。」所以大家都喜歡跟她在一起。

　　大呂就是這麼愛上小喬的，追她追得緊，180 的身高配上小喬的 150，看起來就是突兀，大呂卻說：「我生來就是為了保護小喬的。」

　　他成天黏著小喬，不斷跟她表白：「沒有妳，我就活不下去了。」小喬也喜歡跟大呂聊天，他博學多聞，經常各處旅行，什麼稀奇古怪的事情，他都能說成一篇篇精采的故事。更重要的是，大呂不像小喬爸爸那麼專制獨霸，

大呂處處讓著小喬、順著她的意思，於是小喬很快就成了
大呂的妻子。

　　婚後小喬才知道，大呂是典型的媽寶，不擅長拿主
張，小時候黏媽媽，媽媽過世了，他好不容易遇到小喬，
可以繼續依賴她。學校同事跟他借錢，他就推給小喬：
「小喬是我家財務大臣，借錢找她準沒問題。」暗戀大呂
的女學生追到家裡，大呂不敢開門，推小喬出去處理。就
連一點小感冒發燒，大呂都會嚷嚷：「我快要死了。」小
喬雖然心裡有小小遺憾，照樣一如往常的說：「沒問題，
包在我身上。」

　　相安無事過了幾年，小喬生了女兒，也都是自己打點
一切，產前檢查、住院生孩子……漸漸也就習慣太太當家
的生活方式，心想這也沒什麼不好，家裡總要有一個人出
來擋風擋雨的。

　　但是，當大呂知道小喬罹患肺腺癌時，哭了整整一個
晚上，好像躺在床上的她已經停止呼吸，他正在為她送
終。小喬起身走進浴室，望著一夜沒睡的浮腫臉龐，頭一
低，她無比虛弱的坐在浴室涼冰冰的磁磚地上，抽抽答答
哭著，她要開刀嗎？她要化療嗎？她這麼年輕，癌症怎麼

會找上她？

　　大呂跟進來，蹲下去緊抱著小喬：「我怎麼辦？妳不能死啊！該死的是我，我又抽菸又喝酒，妳什麼都沒做，妳一定是吸了我的二手菸，我對不起妳。」大呂嚎啕大哭，好像犯錯的孩子，請求媽媽原諒。

　　她擦去自己的淚水，轉而安慰大呂：「沒關係，明天就會是晴天了。」小喬查過一些資料，知道自己正處於二期階段，手術加上化療，五年存活率差不多也有 50%。可是，大呂根本聽不進這些，每回到醫院見了醫生，他都是哭哭啼啼的問醫生相同問題：「我太太會不會死？」為了媽寶般的丈夫，加上一個年幼的女兒，小喬說什麼也不敢死，她如果死了，她好擔心大呂也會隨她而去。那女兒就可憐了，頓時失去雙親。

　　但是，手術後化療沒幾次，醫生就發現小喬的癌細胞轉移到脊椎，繼續化療不一定有效，同時，化療的副作用讓小喬難過得不肯再去醫院受苦。大呂不斷哭求她：「妳不愛我了嗎？為了我，再苦妳也要繼續治療。求求妳，我媽媽已經因為癌症離開我，妳不可以，妳不能再拋棄我，我不准，我不准啊！」

　　小喬覺得好累，丈夫要她照顧，那她又有誰可以照顧呢？自己的恐懼無助、孤單害怕，誰能聽她傾訴呢？她隱約覺出，自己的病不會好了，女兒可以交給娘家爸媽，唯一放心不下的是大呂。披衣起床，小喬到書房打開電腦，按照每個房間的配置，一間間告訴大呂，所有物品的擺放收存。她也寫了遺囑，把動產、不動產做了交代，尤其他們居住的這棟小公寓，是娘家爸爸買給她的，擔心爸爸收回去，特別說明要留給大呂。

　　物品的交代並不難，難的是她的心情，她要寫什麼呢？任何話語都安慰不了大呂，只會讓他更傷心。記得新婚那天晚上，大呂跟她一起坐在陽台看星星，大呂擁著她：「我這一生沒有很大的野心，只要擁有一個帶給我快樂的妻子就夠了，我喜歡看到妳的笑，只要妳笑，好像滿屋子都是閃亮的星光。」而現在，星光就要逐漸黯淡。

　　小喬跟美國的大學好友嬋娟連上線，哭訴著：「我不怕死，我只怕大呂沒有人照顧。」

　　嬋娟提醒她：「大呂沒有認識妳以前，他是怎麼過日子的？他不都是自己生活嗎？妳不用擔心他，反而應該更早給他機會，訓練他獨立。」嬋娟建議小喬：「離開大呂

幾天，去度假或訪友都好，試看看大呂是不是真的沒有了妳，他就會死掉？」

　　剛好公司總經理幫小喬探聽到北京的一位中醫，對肺腺癌治療的經驗很豐富，她因為放心不下大呂，一直沒有答應。難道這是一個機會嗎？為自己求生，也為大呂鋪路，讓大呂先習慣她不在身邊的日子，免得以後她永遠不在了，大呂會更慘。

　　擔心大呂攔阻，小喬留書出走，「最多一個月，我就會回來，不用擔心，我一定會回來。」

　　在北京，明知中醫的治療效果有限，小喬依然針灸、中藥一起來，其餘時間到紫禁城、頤和園、北海公園四處走走，吃點道地北方小吃，幾度按捺住打電話給大呂的心。沒有大呂在身邊，她竟然覺得無比的輕鬆，好像癌細胞也逐漸離她遠去。娘家妹妹悄悄探望過大呂，妹妹說：「姊夫看起來還好，只是屋裡亂了點，他還幫女兒紮了辮子。晚餐啊，好像就是披薩、漢堡、炸雞輪流吃。」

　　小喬驚呼：「啊？那都是垃圾食物。」

　　「至少他沒有餓死，妳放心治病吧！」

　　眼前看起來，她不須急著回台灣，或許慢慢的，大呂

就會習慣自己打理生活。結婚多年，小喬一顆心始終懸在
大呂身上，買什麼、吃什麼、做什麼，都是以大呂的想法
為主，從沒有好好照顧自己。她這回要好好珍惜難得的假
期，或許專心、耐心、安心的治療真的會有奇蹟出現。對
著鏡子，小喬意外的發現，失去許久的笑容又回來了。

以病爲師

　　說也奇怪，當病人把焦點放在癌症上面，整個人就會變得焦躁不安，好像死神隨時會找上門。可是不去想癌症，卻把焦點放在關心家人、情人身上，又會疏於照顧自己，忘了為自己爭取活下去的機會。

　　真的很矛盾，對吧？不管你怎麼做，只要抓到一個原則，那就是：要讓自己開心，不要勉強做自己不想做的事情。同時找到一股努力嘗試的動力，千萬不要失去自己的笑容、樂觀與生命力。

　　曾經有個女孩，因為事事不順遂，覺得這個冷漠世界沒有人關心她的死活，於是搭車上山，決定到山上找個角落自殺。公車開啊開的，乘客一個個下車，司機回頭問她：「小姐，妳是不是有什麼傷心的事情？妳可以告訴我。」

　　女孩子嚇了一跳，自己縮坐在最後一排，以為沒有人會注意到她，這位司機竟然發現她從上車開始就偷偷哭

泣。

　　她簡單說了自己的困境，司機笑著說：「妳還是搭我的車下山吧！即使沒有人愛我們，我們至少可以去愛別人啊！」

　　女孩終於明白，她一直專注在自己沒有的事物上，卻忘了注意自己擁有的其實還很多。她給了司機一個微笑，也給了自己一個微笑。

　　當初我住院動手術，很多親戚朋友來看我，好些人都告訴我：「我們站在門外等了好久，不曉得看到妳，要怎麼安慰妳？沒想到，推開門，就聽到妳的笑聲。」讓他們卸下心頭的重擔。我不怕嗎？當然還是害怕，只是心裡想著另外一件任務：紀錄生病的點滴，幫助別人。因為轉移了焦點，重擔減輕，感覺上恐懼就不會分分秒秒佔據我的心。

　　所以，癌細胞雖然暫時奪去病人的健康，病人還是要想辦法奪回失去的江山，一笑傾城、再笑傾國，你的笑容絕對可以打敗癌症王朝。

抓不住他飛走的心

　　我看過不少跟癌症有關的電影，因為劇情感同身受，看一部、哭一場。不過，比較起來，覺得自己幸運得多；可是，與劇中同樣的恐懼不是沒有過。

　　某位女子罹患乳癌，化療幾乎要了她的命。這些她都可以忍受，她最受不了的是，她吐得死去活來之際，丈夫竟然收拾行李去登山。當她哀求他留下來陪她時，他卻拋給她嫌惡的眼神，用力扳開她的手。後來她才知道，跟丈夫同行的是他的小三，一個活蹦亂跳不會讓他嗅到死亡氣息的年輕女子。

　　我第一次癌症時，剛買了新屋、換了新車，老公舜子也才升官不久，看似一切美好，但是我還來不及享受，就住進醫院。我好擔心自己萬一死了，辛苦存錢買的房子，就要換一個女主人，平白無故讓別人享受我勞碌得來的果

實，太不甘心了。

　　雖然舜子口口聲聲說：「如果妳眞的過世，我也不會再娶。」騙誰啊？那位台灣的科技大老，妻子癌症過世後，表現得深情款款、哀慟逾恆，任誰看了都於心不忍，許多女性也被他的深情所感動。沒想到，過不了多久，就傳出他的八卦、緋聞，再一段時日後，他再婚了。認爲他是全台癡心男排行榜第一名的女生，恐怕會覺得受騙了。

　　擔心另一半再娶再嫁，可以激勵病人認眞對抗癌症。但是，擔心另一半變心變節，也會讓病人心情不佳，對治療舉棋不定。玉眞就是這樣，差點害了自己一條命。

　　床頭鬧鐘指著十二點差五分，賴總翻身坐起，當著玉眞的面，從內衣內褲開始，一件件穿在他原本裸露甚至鬆垮的身體上，她用揉皺的床單裏著自己比他年輕三十歲的軀體，好想呼喚他多留下一會兒，如此寒冷的冬夜，他難道一點也不眷戀她懷抱的溫度嗎？

　　「你要去趕第二攤嗎？都這麼晚了。」玉眞忍不住撒著嬌試探。

　　「怎麼會？我回家，最近太太查得緊。」賴總低頭扣上背心的釦子。

「報上說拍到你和另一個女人的照片？」玉眞力持鎮靜用溫柔語調說。

「那種狗仔隊的消息妳也相信，我這麼小心呵護妳、隱藏妳，怎麼可能會讓別人拍到？」

玉眞做賴總的午夜情人也快要一年了，學會察言觀色，她知道，賴總說謊，那個身材火辣，胸圍 38 吋的內衣模特兒，的確正在跟他交往，玉眞的地位不穩，很快的就會被取代。

賴總穿妥服裝，繫上圍巾、戴上帽子，在玉眞的額頭輕輕一吻，冰冰涼涼的唇，好像他逐漸遠離的心。她不擔心他回到妻子身邊，因爲她知道，這種天性喜歡偷腥的男人，只會把妻子當作一幅名畫掛在牆壁，卻不會眞心愛上她。可是，其他的女人就不同，如同賴總不斷蒐集的名畫，永遠吸引他蒐購、擁有。

要想辦法牢牢抓住他，玉眞暗自盤算著。當賴總關上大門，玉眞翻出抽屜裡的醫美診所簡介，她今天才去診所詢問過，隆乳的費用、方法，還有傷口復原的時間。算準賴總出國開會、談生意將近兩週，正好足夠她完成隆乳。

這回賴總出國，玉眞反常的沒有吵著要跟：「我也要

跟你去，去那麼久，我會想你，你就不怕我被別人追走？」而是說：「我放你自由，讓你專心談生意，賺錢記得給我買個鑽戒。」明知他可能帶了另一個女人同行，玉真也不動聲色。

賴總不疑有他，鬆了一口氣：「這樣才乖，才是我的聽話小真真。妳要什麼，慢慢想，我都買給妳。」

賴總出門後，玉真站在穿衣鏡前，望著自己只有 B 罩杯的乳房，即將跟它們告別，不禁難過起來。她不是永遠不老的芭比娃娃，也不是沒有嘴也討人喜歡的可愛凱蒂貓，她必須讓自己的容貌保持永遠美麗青春，而她的身材也要跟上賴總著迷的尺度。於是，她選擇的不是比較自然的自體脂肪隆乳，而是尖挺的矽膠隆乳，她要時時刻刻都傲於人前，她要讓賴總的眼裡只有她。

賴總回國後，很快來到玉真的小屋，隱約覺得她的乳房豐滿了，在她懷裡賴得比較久，卻只問：「是不是趁我出國，吃了什麼仙丹妙藥？妳這裡變得不一樣了。」他捏著玉真的乳房不停的搓揉。

玉真擔心剛手術的乳房禁不起強力擠壓，假裝嬌羞的躲進他的臂彎：「人家天天喝木瓜牛奶啦！」

　　賴總彷彿想到什麼，猛然推開玉眞：「妳該不會是懷孕了吧？我太太懷孕時的罩杯就大了兩號。我很早就跟妳約定過，妳如果懷孕，我們立刻分手。妳要什麼我都可以給妳，就是不能生我的孩子。」

　　「你如果不放心，我就把子宮拿掉，我只要跟你在一起，什麼都不在乎。」玉眞斬釘截鐵說。她也不明白自己爲什麼喜歡足以當爸爸的賴總，比他有錢的追求者也有好幾個，她就是不喜歡。家人因爲不諒解她做情婦，覺得丟家裡的臉，早就跟她斷絕關係，她也不想跟朋友來往，她的世界就是這棟小屋，她跟他的愛巢，她怎麼可以失去他？

　　玉眞果眞去找婦產科醫生商量：「我要切除子宮。」

　　「爲什麼？妳有什麼不舒服嗎？」

　　玉眞胡亂編故事：「我家有癌症遺傳，那個布萊德彼特的太太爲了預防癌症切除乳房，我要切除子宮，這樣就不會有癌症。」

　　醫生當然不可能就這樣答應動手術，於是先安排玉眞做檢查。出乎玉眞意料之外，反對她那麼年輕就切除子宮的醫生，竟然答應動手術，因爲，玉眞的檢查報告證實她

罹患子宮頸癌，必須開刀。

　　難怪她最近的月經總是超過一星期都沒有停歇，還有一些奇怪的分泌物，賴總也問過她：「是不是沒有洗澡啊？身上有一股怪味道？」她只好拚命噴香水。

　　醫生建議玉眞：「妳還年輕，才二十五歲，可以只做子宮頸椎狀切除，保留妳的子宮，這樣妳還可以懷孕生孩子，但是要趕快喔！」

　　爲了挽留賴總，玉眞只想著怎樣除掉她的子宮，現在證實她罹患癌症，眞的要切除子宮時，反而猶豫不決，她要一輩子跟著賴總嗎？萬一賴總變心，失去子宮的她，還會有男人願意娶她嗎？眞的不想孕育自己的孩子嗎？爲了賴總這樣無法讓她安心過日子的男人，隨時擔心他的離去，這樣的犧牲值得嗎？

　　玉眞獨自走在街頭，抖索著、哭泣著，這難道是老天爺懲罰她，她搶了別人的老公，天天只想著如何勾引男人，她是個壞女人，所以老天要把子宮收回去？不，這一定是老天爺開玩笑，想要嚇嚇她。玉眞又換了其他醫院檢查，想要得到不同的結果，證實罹患子宮頸癌是假的，只是一場惡夢，老天只是要提醒她迷途知返。

　　她在網路上尋找著相關文章，有些患者分享，子宮切除後，男人會覺得索然無味，那賴總不是就會理直氣壯的離開她？玉眞拖延著，不敢到醫院去，同時因爲出血不止，拒絕賴總的親熱，賴總終於察覺不對，惡狠狠的追問：「妳是不是懷孕了？」賴總的溫柔完全不見，變得無比猙獰。

　　玉眞只好吞吞吐吐的說出實話：「我得了子宮頸癌。」

　　賴總沒有安慰她，反而是整個人跳離開，大叫著：「什麼？妳開玩笑，那妳不是要把子宮切除掉。」

　　「這樣，你就不用擔心我會懷孕了。」玉眞故作輕鬆，挽著賴總的手說。

　　「太可怕了，妳竟然還跟我一起做愛，如果傳染給我怎麼辦？」賴總「啪」的扯掉玉眞的手：「妳離我遠一點，不要碰我。」

　　「癌症不會傳染的，我們還是可以像以前一樣在一起，我永遠都不會懷孕了。」玉眞以爲賴總故意逗她，連忙解釋說。

　　賴總卻匆忙穿上衣服：「我走了，等動完手術再告訴我。」

　　大門「砰」的關上，玉眞的心頭彷彿遭到重重一擊，
她一直努力迎合賴總，想要抓住自以爲的愛情，到頭來，
她卻失去更多。到底要不要開刀？開不開刀對她還有什麼
意義？這個男人徹底的離開她了。她試圖跟娘家爸媽聯
絡，電話剛接通，家人聽到她的聲音，就掛斷了。

　　三天後，玉眞做了決定，切除子宮頸的病變，同時摘
除胸部塡入的矽膠，雖然她無法變回原來那個天眞無邪的
她，但是至少癌細胞的出現，讓她認清身邊的男人不是眞
愛她的「良人」，而是只想掠奪、吸食她的青春美貌的「狼
人」。

以病為師

　　乳房和子宮是女性的象徵，很多人害怕失去它們。因為癌症而需要切除胃、割除肝，或是把腸子減掉一截，還不會那麼猶豫不決，甚至為了保命，會想要快點切除。

　　但是，乳房和子宮卻不同，女人總想要保留到最後一刻，以為失去子宮乳房，也會失去所愛。這樣的耽延，深深影響著患者的生命！我們都知道，靠著外表是抓不住愛情的，男人如果要變心，如何挽留都留不住的。

　　曾經有一位整形醫師告訴我，他會問每個上門求診的患者：「是為了讓自己變美？還是想要抓住男朋友或老公的心？」手術前，他會再三提醒她們考慮清楚：「隆乳是不可能挽回老公的，他如果變心了，妳即使擁有 38、40 的豐滿乳房，他也不會愛妳，而且，說不定他愛的女人，胸圍卻只有 32。」

　　發現癌症的此刻，愛自己最重要。當什麼都抓不住時，妳還可以抓住自己的健康。該動的手術，不要逃避。

還記得那則新聞嗎？醫生太太罹患癌症，醫生為了跟小三雙宿雙飛，刻意隱瞞妻子的病情，想要把她的癌症拖成末期，只要妻子死了，他就可以順理成章跟小三結婚。

多麼可怕的男人，他一旦不愛了，竟然可以做出如此心狠手辣的事情，即使醫生太太打官司贏了，獲得賠償，又有什麼用？對方不會為妳流下一滴同情的淚水，即將死去的是妳，不是他啊！

為什麼還要為一個已經變心不愛妳的人，付上更大的代價？唯有活得更健康、更有自信，雖然失去了某些器官，但是贏回了自己。這絕對不是天譴，上帝會看顧，妳可以重新開始自己的人生，將來有一天，說不定就會有機會遇見妳的真愛。

尤其是子宮頸癌初期的各種徵狀不要輕忽，我當初就是前一年抹片檢查發炎，痊癒後我沒有再追蹤。接著月經週期間隔變短、來潮時間加長，我自以為是搬家太累造成。之後又被腰痠、頭痛、胃痛、失眠纏繞，其中最難挨的是腰痛，痛到腰好像要斷掉。加上我剛好在減肥，輕了四公斤，以為是減肥成功。直到大出血，我還自己推斷為流產。差點誤了自己的命。

　　其實，這些都是子宮頸癌的前兆。

　　提醒所有女性朋友，台灣是子宮頸癌的好發國家，子宮頸抹片篩檢率約為 25%-35% 之間，跟其他國家相比，普遍過低。有性行為的女性，每年都要做抹片檢查，有家族病史的更要提高警覺；即使是停經婦女也要做抹片。早期發現，即使第四期，都會有康復的機會。

好想在香榭大道喝杯咖啡

住院手術以後，每天早上主治醫師都會帶著他的團隊一起巡房，助理醫師和護理師忙著紀錄醫生的囑咐，而我也專心聽著，醫生是否宣布我可以出院回家。一次又一次的失望，我只好一次又一次的安慰自己：「沒關係，總有一天可以回家的。」

這時候，我注意到一件事，醫生每天巡房時，病人幾乎都在睡夢中被叫醒，頭髮雜亂，不是一臉惺忪，就是滿臉病容，一張臉油亮亮、灰濛濛，眼角還有眼屎的迎接醫生。醫生的視線所及，沒有美好，說不定還是病患一堆的抱怨：「夜裡睡不好、這裡痛、那裡痠。」

於是，我決定改變病房的氣氛、醫生的視野。我每天早早起床，洗臉刷牙梳頭，簡單的化妝，以最清新開心的面容等待醫生到來。訝異的總醫師跟我說：「溫小平，妳

是我見過恢復最快的病人。」我聽了好開心，我不但讓醫生看到病人一天天好轉，而心情大好，也激勵了其他病人。原來，當我的外表看來煥發時，也會影響我的內在心情，跟著亮麗飛揚。

半年後，我在手術縫合的地方又發現癌細胞，不得不採取放射線治療時，我發現台大放射科治療室位於灰暗的地下室，日光燈幽晃晃的慘白一片，讓整個走廊更透出死亡氣氛。愁眉苦臉的病人居多，抱怨媳婦兒女的病人居多，我才不想被這些苦水淹沒，我化著彩妝，穿著鮮豔，出現在放射治療室外，引起眾人的眼光。

當我走進治療室，護士問我：「妳來做什麼？」

「我來畫線。」（放射線治療前，必須要在患處用紫藥水畫出範圍，以免機器照偏了。）

護士又抬起頭望了我一眼：「不像。」她的意思是我不像癌症病人。我心裡暗暗竊喜，誰規定癌症病人就得病懨懨的？我可以依舊神采煥發，讓自己、身邊的人都開心。

還記得濟老的六十五歲生日辦得溫馨熱鬧，幾十年來的朋友從海內外齊聚一堂，他喝著自己最喜歡的波爾多紅

酒，舉杯跟眾人說：「我的人生已經無憾了，能跟自己的初戀情人相伴到老，我決定跟小雯好好享受人生，從今天開始封筆封嘴，不再寫文章，也不再演講了。」

熟識濟老的人都知道，他的前妻在二十多年前過世後，他一直單身，直到前不久跟寡居多年的小雯重逢，他冷寂的心再度被喚醒，跟她到法院公證後，藉著自己的生日宴宣布喜訊。所有的人都替他高興，紅酒一杯杯飲著，經過他的血管，流竄他的全身，他笑得比誰都開心。

大概是酒喝多了，濟老到了夜裡，被一陣陣的胃痛驚醒，吞服他素來慣用的胃藥也無法止痛，小雯幫他用小電毯敷著胃，輕聲安撫他，直到天亮，他才緩緩睡去。之後，濟老三不五時就會胃痛，偶爾還會腰痛，小雯勸他去醫院檢查，濟老總是推拖：「身子骨用了幾十年，不鏽不壞才奇怪，都是我不好，太操勞自己了。放心，我到中醫那兒針灸、推拿一下，休息休息就好了。」

就這樣時好時壞的拖了幾個月，就在濟老和小雯準備到日本旅行的前一天晚上，濟老胃痛到幾乎無法忍受，眼睛也出現黃疸，小雯擔心他肝發炎，急忙掛了急診。

醫生建議濟老住院詳細檢查，不到三天，濟老耐不住

病房裡的無聊，吵著要出院。回到家幾天後，濟老發現周
遭的氣氛怪怪的，每年聖誕節才從美國回來的女兒竟然在
九月裡出現，平常忙得只有過年才見得到面的兒子竟然每
天都來探望他，同時，他家的訪客川流不息，每個人說話
都很小聲，深怕被他聽到。

　　緊接著，他最愛的紅酒被禁了，甚至他想到附近公園
散步，也被禁止，他曉得，事情嚴重了，而且絕對跟他有
關。趁著家人不注意，他溜進書房打電話給主治醫師，終
於得到證實，他罹患胰臟癌，而且已經是末期，手術沒有
用，化學藥物也殺不死四竄的癌細胞，所有的治療只會帶
給他更大的不舒適。

　　帕華洛帝和賈伯斯面對胰臟癌這個「無聲的殺手」，
都沒有逃過，他的情況更嚴重，治癒的機會幾乎是零。濟
老力持鎮靜，卻還是忍不住嘆息。把音樂調到很大聲，帕
華洛帝的〈公主徹夜未眠〉陪伴著他，他的歌聲裡充滿對
生命的眷戀，而濟老也是。

　　他跟小雯提議：「我們去不了日本，就去台東鹿野。」
結果，小雯也不准，她擔心他隨時出狀況，卻沒有多做解
釋。濟老明白，醫生也說過，他隨時可能倒下，隨時可能

被天使接走。他卻沒有拆穿，大家都心照不宣的捉著迷藏，好像小學時玩捉迷藏，濟老明明知道小雯躲在學校的儲藏室裡，卻故意略過她，不去抓她，讓小雯一輩子都記得，小時候有個那麼體貼她的男孩。

他依然體貼小雯，順著她的心意去做，按照她的食譜進食。小雯每天照三餐給他蔬果汁，給他清淡食物，他喜歡的剁椒魚頭、紅燒蹄膀、紅酒，都被擋在他的門外，禁止往來。濟老真後悔知道自己罹患癌症。如果不知道，可以照樣過日子，而現在，他照著鏡子，臉色奇差，人不像人、鬼不像鬼，每天依舊梳頭、穿襯衫、打領帶，頸圍卻漸漸鬆了，黃疸也愈來愈嚴重，怎麼這麼殘忍的讓他面對自己逐漸死去？

熟識多年的記者知道他生病，想要訪問他，小雯擋下了，說他需要清靜。濟老跟小雯重逢後，沒有生過這麼大的氣：「讓我自己決定好嗎？妳不是說只是肝炎，我為什麼不能見客？」這樣做似乎很殘忍，小雯才跟他結婚，幸福正要開始，他卻硬生生要剝奪她的喜悅，還逼小雯配合他演戲。

小雯忍不住大哭，終於承認：「你不是肝炎，你是胰

臟癌，你怎麼這麼不愛惜自己？」

「我愛惜自己，所以，就讓我自己決定接下來的日子要怎麼過。」濟老把自己跟記者關在書房裡，記者問：「如果可以選擇，你希望知道自己得了癌症，還是一無所知的如常過日子？」

他思索了一會兒：「你答應我，等我走了才刊登這篇訪問稿，我就跟你說真話。」記者答應了，濟老才說：「我寧願不知道，就像平常一樣過日子，而不是現在這不准、那不可以，全家人把我當成犯人，緊緊看著我。你想，現在才注意改變飲食習慣，還來得及嗎？根本是死馬當活馬醫。要我喝那些無鹽、無味、腥得要命的魚湯，哪裡喝得下？他們自己嚐嚐看有多難喝！還有，那些苦得要命的藥水，那些一把又一把的藥丸，誰吞得下去？如果不知道，我就可以照樣吃美食、吃神戶牛排，然後喝著紅酒突然倒下去死了，不是很浪漫嗎？我每天都很認真過日子，該做的、想做的，都做了，我已經無憾。」

「真的嗎？」記者反問：「你真的沒有一件想做而沒做過的事？譬如穿著 T 恤、短褲，坐在路邊啃玉米？」

「唉呀！你開玩笑，我怎麼會想做這種事？」濟老哈

哈大笑，生病以後，很少這麼開懷過。

　　記者走了以後，濟老獨坐在書房裡，抽著雪茄，曾經有人說：「濟老，你拿雪茄的樣子真好看，很有氣質、很氣派。」抽了二十幾年的雪茄，講究牌子、在乎味道，一切都符合他的 style。如今，他卻胃裡一陣翻攪，覺得味道刺鼻，一截菸灰掉了下來，落在他的黑色西褲上面，他沒有撢掉，只是問自己，到底喜歡雪茄的味道？還是抽著雪茄的姿態？因為帥氣所以抽雪茄？還是自己真的喜歡雪茄？

　　回想過去，一生光榮顯赫，從小知書達禮、出類拔萃，活出父母的要求。社會上的學者形象，演講的鏗鏘有勁，專欄的針針見血、字字珠璣，似乎，他是為別人而活的。女兒曾說：「爸爸，你可以像單國璽主教那樣，繼續演講，鼓勵別人。」他現在要用什麼鼓勵別人？他都快要死了，這些不是他眼下想要做的，能做的事，在他健康的時候都已經完成了。

　　走上陽台，深吸一口自然的空氣，夜裡透涼，卻是無比的清新。濟老把這段時間積存的藥丸，一粒粒拋向屋前的湖裡，一生不說謊的他，頭一回欺騙了小雯，讓她以

為，他每天乖乖的服用藥物，這些藥物，說不定會製造奇蹟，讓他繼續活下去。

小雯靠著這些幻想，讓自己活下去，他知道，每次把她緊緊摟在懷裡，從她身軀的抖動，他明白她愛自己如此之深！要說有什麼遺憾，就是來不及跟小雯一起到老。

濟老一輩子嚴謹，的確沒有嚐過放浪滋味。藏書數千冊、古董字畫都可以捐出去，自己的人生經驗也可以提供給別人，有什麼真正屬於自己，捐不出去的，真正屬於自己的？此刻，他反而感謝醫生、小雯和家人，決定告訴他，他罹患了末期胰臟癌，最多只有半年的壽命，讓他有時間思考關於自己。

腦海裡出現那樣強烈的印象，騎著哈雷、戴著雷朋墨鏡，穿著黑色皮夾克、皮褲，奔馳在香榭麗舍大道上，警察開罰單也不在乎，他都要死了，只要做一件自己從未做過的事情。濟老哭了，就在這一刻，他發現因為爸媽覺得騎機車太過狂野，他只會開汽車，根本不會騎機車，連單車都不會，連這樣小小的夢，他也不可能完成。

濟老寫下遺言：「請把我的骨灰撒向大海。」這是他唯一可以作主的。一生忙碌，有些夢來不及想，也來不及

圓，且讓他最後浪漫一回。

那部他喜歡的電影「麥迪遜之橋」，女主角無法跟所愛的男子離去，於是交代兒女在她死後，把她的骨灰撒在他們當初相識相愛的廊橋下，讓骨灰隨風而去，交織在最美麗的回憶之中，好像他們正在雲間一起飛翔。而他比女主角幸運，身邊陪伴至死的就是他的最愛。

「步步驚心」劇中，四爺把若曦的骨灰一撮撮撒出去，讓若曦靈魂得到自由，不再被禁錮在皇宮裡或是她小小軀體之中，當初這一幕讓小雯哭得好傷心，濟老還笑她，「這都是編劇編的故事，不要那麼認真。」現在他真能體會了，愛就是「讓對方得到真正的自由自在」。

濟老猛然警覺，與其死後才自由自在，為什麼不早點出發？第二天，他還是出發前往巴黎了，沒有攜帶任何行李，只是一顆彷彿青春年少般火熱的心，巴黎，一個他嚮往的都市，即使不會騎機車，至少他可以坐在香榭大道旁，喝一杯咖啡，穿著他夢想的黑色皮夾克、皮褲，戴著他新買的雷朋墨鏡。

以病為師

　　的確，我們都不想改變生活，偏偏，癌細胞卻徹底攻城掠地，好像恐怖情人的刺刀，即使沒有刀刀命中要害，也讓人血流如注。

　　尤其是接受手術、放療、化療之後，病人的生活全然改觀，體力變差了、頭髮掉光了、面容憔悴了、某部分肢體殘缺了，甚至抵抗力變弱了，哪兒都去不了，什麼食物都不能按照自己的意思去吃。如果癌症有救，這樣的犧牲算有代價，萬一已經到了末期，為什麼還要虐待自己？日子到底要怎麼過？病人還能有主導權嗎？

　　假使家人蓄意隱瞞，病人又是大而化之的人，可能真的很難察覺自己罹患癌症，況且如果平常身體強壯，更是容易忽略掉。

　　有一位罹癌的朋友說得中肯：「如果癌症還有救，我就乖乖聽醫生和家人的話。如果已經到末期了，我要按照自己的方式過生活。」所以他照平常一樣吃喝，萬萬沒想

到，醫生說只有半年壽命的他，竟然活過兩年多，醫生推
測，可能他的心情愉快，讓他的壽命延長。

　　我也是聽過奇蹟的，末期病患改變生活後，不但活過
醫生預定的期限，而且一直活到現在。生命的奇妙無人能
解，最重要的是讓自己開心。

　　病人可以吃自己喜歡的食物，不需要皺著眉頭吞食可
怕的、討厭的營養品。心情開朗，簡單食物也可以生機勃
勃，更不需要花大錢購買靈芝仙丹，讓你家經濟苦不堪
言。我曾經接受別人建議，吃了一堆健康食品，結果體質
不適應，又吐又瀉，簡直就是花錢找罪受。截至目前為
止，我頂多服用益生菌、鈣片，能夠透過食物攝取營養，
我就儘量吃蔬果、雞肉魚肉。

　　你如果擔心自己身體氣味不好聞，或是有口臭，不敢
跟伴侶接吻，可以使用漱口水或噴幾滴古龍水，讓自己帶
著芳香。

　　同樣的，化療掉頭髮的你，也不妨購買各種花色的頭
巾或顏色不同的假髮。電影「九頂假髮的女孩」，說的就
是年輕女孩罹患癌症後對待自己的方式，讓自己在不同的
假髮下，扮演不同的角色，她每天玩得很開心。

　　甚至有一個冰上芭蕾的女孩，雖然因為骨癌鋸掉腿，可是，她還是開心的上網購買漂亮的溜冰服，期待自己恢復健康以後可以穿著。無論癌症是哪一期，都要選擇讓自己開心。再說一次，喜樂的心，勝過所有仙丹妙藥！

不讓我的家瓦解

　　住院準備手術那天，媽媽從基隆趕到台北陪伴我，因為老公舜子要開會，也擔心之後要請很多的假，不敢輕易多請假。

　　路途遙遠，身軀微胖的媽媽臉上佈滿汗珠，炎熱的六月天，她卻不辭辛苦。我在襁褓中，她也是這樣抱著我，從南京的漫天烽火中把我救出，而現在，她就在我身旁，卻不知道要說什麼話安慰我。媽媽覺得我的命好苦，我卻覺得她更悲慘，外公外婆相繼罹患癌症，大都是她照顧，如今女兒也癌症。

　　媽媽不斷在我耳邊說：「妳孩子還這麼小。」言下之意孩子很可憐。我怎麼不知道？我自己沒見過爸爸，才不想讓孩子失去媽媽。我過去的傷疤，好不容易要闔上，又被撕開，流血。

　　還沒抵達醫院，卻遇上防空演習的警報，暫時到朋友的攝影公司躲避，半個鐘頭後，警報就會解除，但是我的健康警報卻一直響個不停。

　　我每走一步，媽媽亦步亦趨，害怕我會跌倒。我沒有那麼虛弱，我很強悍，從小靠自己挗天下，不怕不怕。可是萬一我走了，誰要照顧我的孩子，媽媽嗎？她會寵孩子，還是像管我一樣嚴厲，又打又罵？

　　每個住院的癌症患者，都有不同的擔憂，隔壁病房的阿花擔心好好先生的丈夫管不了兒子，兒子會結交壞朋友，進出派出所，哪天就喋血街頭死掉。她想得好遠，事情尚未發生，她卻在我面前好幾次傷心的哭。

　　媽媽的心有誰知道？一個沒有媽媽的家，還會是家嗎？晴玲的女兒辛苦三年，終於在風雨飄搖中推甄進了大學，還是不錯的科系，晴玲決定信守諾言，全家一起到澳洲旅行。到牧場欣賞剪羊毛秀，動物園擁抱無尾熊，或是去企鵝島，觀看跟波浪掙扎泅泳的企鵝們如何奮力游上岸，回到窩裡哺育小寶寶，都是很新鮮的經驗。

　　自從有了數位相機後，照片幾乎都存放在電腦之中，但是，晴玲很喜歡全家抱著無尾熊的合照，每個人都笑得

很燦爛，特地放大沖洗，裝在相框裡，放在辦公桌上，經過她身邊的同事忍不住誇讚，「哇！妳女兒長得好漂亮，兒子也好帥，妳真會生。」

擔任公關的詩詩更誇張，拿起照片就親了一下：「妳老公真迷人，小心看管喔，不然我就動手搶囉！」雖然是一句玩笑話，還是刺到晴玲，渾身細胞緊縮一陣，好像老公已經列在詩詩的狩獵名單之中。

當初她嫁給帥老公，也挺擔心他見異思遷，或是被外面的女人追走。但是，二十年過去，兒女逐漸長大，老公的愛一點沒有減少，經常「親愛的、親愛的」叫個不停，甜蜜的鏡頭常常閃到女兒，惹得女兒也常說：「我將來也要找這樣的老公。」

週末相約到山上的飯店吃養生餐、泡溫泉，溫泉池裡人不多，晴玲把它當作游泳池來回游了幾趟，覺得下腹有些痠痛，連忙上岸休息。淋浴時，下意識按壓腹部，有些硬硬的；上廁所時，意外發現馬桶裡染紅，是月經嗎？算算日期還有一星期多；那是痔瘡？她從來沒有痔瘡，最近也不曾熬夜或是吃麻辣鍋。

晴玲擔心嚇到老公，決定不告訴他，靜觀其變。去藥

房買了消炎藥服用，情況卻沒有好轉，而且，晴玲益發確定自己排出的是血尿，不由害怕起來。只好把老公叫進臥室，結結巴巴說：「文凱，我好像有點不對勁，我的尿有血。」

「多久了？妳怎麼都沒說？」文凱握著她冰涼的手，「不緊張，慢慢說，我在這裡。」

「上次去泡溫泉時發現的，我以為自己會好。」

「走！趕快穿外套，我陪妳去醫院掛急診。」文凱告訴自己要冷靜，晴玲已經像一隻受驚的小白兔，他必須扛起責任來。驗血、驗尿、超音波、核磁共振……一連串檢查下來，證實晴玲得了腎臟癌，因為腫瘤已經超過七公分，必須做腎臟根除術。晴玲哭個不停，她不是擔心自己失去一個腎臟，而是擔心失去老公、孩子，永遠看不到他們。

「醫生說過，沒有轉移的話，存活率很高的，妳不要怕，有我保護妳。」文凱不斷安慰晴玲：「乖乖聽醫生的話，早點動手術。」

手術還算順利，在文凱的堅持下，晴玲到公司辦了留職停薪，文凱還一再交代：「只要妳身體還是覺得虛弱，

就不要上班，大不了把工作辭掉，妳的命比什麼都重要，妳一定要乖乖調養。」

晴玲擔任職業婦女多年，很不習慣成為家庭主婦，而且還是什麼家事都不用做的主婦，清潔打掃煮飯，文凱都請了幫傭，唯一讓她擔心的就是兩個孩子。

當她午夜起床上廁所，發現念高一的兒子躡手躡腳的從外面進客廳，立刻叫住他：「你到哪兒去了？都幾點了才回家？」

「我，我到同學家寫功課。」兒子聳聳肩。

「寫功課？你騙誰啊！我還沒有死，你就這樣想要氣死我？」一口氣喘不過來，晴玲拚命咳嗽，咳得胸口好痛。

文凱趕忙衝出來勸：「妳不要生氣，自己身體重要。兒子，還不跟媽媽道歉。媽媽生病，你要懂事，這樣媽媽才能安心養病。」

兒子經常半夜鬼混不回家的事情暫告一段落，女兒也開始讓晴玲煩心，每天上學穿得很辣不說，T恤的領口好低，露出她雪白的胸脯。晴玲擱下牛奶杯，把女兒叫過來，「妳自己照照鏡子，這叫做衣服嗎？連妳的身體都罩不住。還有，化那麼濃的妝做什麼，又不是要泡夜店。」

「媽，妳不懂，我這叫做事業線，同學都羨慕死了，還以爲我去哪家醫美隆乳的。」

「我不管妳同學怎麼說，妳給我脫下來，我不准妳這樣穿。」晴玲氣得又是一陣急咳，不明白爲什麼短短兩個多月，這個家已經走樣了？後來還是文凱打的圓場，勸女兒添加一件小背心才算了事。

原以爲已經風平浪靜，過沒多久，晴玲發現女兒經常講手機講到半夜，臉書上常常寫一些很煽情的字句，免不了注意她的舉動。

當她聽到樓下關車門的聲音，連忙探身出陽台，只見女兒正跟男生摟摟抱抱，當街親吻起來，她的血液直衝腦門，衝出大門要管教女兒，等了半天電梯才上來。

電梯門開，男生的手正伸進女兒的上衣裡，晴玲一個巴掌甩在女兒臉上，「我還沒有死，妳就這樣亂來。」

女兒拉拉衣衫，又在男生唇上親了一下，「拜啦！明天見。」

晴玲緊追著女兒問：「我說話妳有沒有聽見？」

「我聽見了，謝謝指教，妳先管好妳自己吧！」女兒根本不甩她，自顧自走回房間。

　　晴玲近乎歇斯底里，不懂得乖巧的女兒怎麼變得如此放蕩？追進女兒房間：「妳不聽我的話，就不是我的女兒。」

　　「我才不稀罕做妳的女兒，將來跟妳一樣得癌症死掉。我知道癌症會遺傳，我要在死以前好好享受。妳有爸爸這樣的男人愛妳，我除了讀書就是補習，從來沒有嚐過愛情滋味，我不希望自己突然死掉，卻沒有戀愛過。」女兒邊說邊哭，哭得唏哩嘩啦。

　　晴玲舉起來要打她巴掌的手輕輕垂下，原來女兒是害怕啊！她怕自己像媽媽一樣得癌症。她把女兒抱在懷裡，安慰她說：「妳不會得癌症的，媽媽得就夠了，我會跟老天爺商量，妳放心，妳要好好珍惜自己，不要暴殄天物。」

　　文凱下班回家聽說這事，少不得又要女兒跟晴玲道歉，晴玲揮揮手阻止：「對不起，因為我得癌症，全家搞得雞犬不寧。親愛的，辛苦你了。」

　　文凱忙前忙後，顧公司顧家，每天都好累，上床沒多久就打呼了。晴玲翻身坐起，隔天就要回醫院追蹤檢查，每次都是一場爭戰，好怕聽到醫生說：「癌細胞又冒出來

了。」

　　坐在沙發上，幫自己泡了一杯阿華田，晴玲深呼吸幾口，混亂了這麼久，怕東怕西，她似乎從未冷靜想過未來，萬一她真的死了，這個家怎麼辦？前不久，兒女的小兒科醫生夫妻出國旅行，雙雙死於空難意外，留下一個念高中的女兒，女兒頓時傻了，面對偌大的遺產和虎視眈眈的親戚，還有自己的傷痛要處理。

　　她慶幸自己是癌症，可以預做安排，如果是車禍或飛機失事，眨眼就沒了，什麼也來不及說、來不及做。她看過的新聞裡曾提到，某個癌症女人的丈夫外遇，讓她痛不欲生，癌症，奪走的不只是她的健康，還有她的愛、她的家庭。所以，晴玲想，萬一她也有這一天，與其讓別的女人趁虛而入，不如她採取主動，來幫文凱物色一個合宜的對象。

　　於是晴玲付諸行動，邀詩詩到家裡聚餐，席間不斷稱讚詩詩多能幹多溫柔，拚命倒酒給詩詩和文凱，希望把他們灌醉了，可以促成他們的美事。詩詩當然很高興，可是，文凱卻氣得幾乎要離家出走：「黃晴玲，我鄭重告訴妳，我許文凱這一生只愛妳一個，妳不要給我亂配對。」

晴玲想，男人都愛說反話，哪個男人少得了女人，情聖也罷、情癡也罷，到頭來，他們的癡情反倒成了笑話。她活著的時候，文凱愛她就夠了，她死了，為什麼還要繼續約束文凱，應該放他自由。不管文凱如何反對，晴玲繼續努力，參加同學會時，也努力撮合丈夫跟單身女同學，進洗手間時，悄悄促銷文凱：「我老公是全世界一等一的好男人，我大概活不久了，妳替我照顧他，還要善待我的兒女。」

大嘴巴的女同學出了洗手間，就把這當笑話說給文凱聽，文凱站起來推開椅子警告晴玲：「我以後再也不跟妳一起出門了。」

因為晴玲亂點鴛鴦，家裡搞得烏煙瘴氣，夫妻、母子女之間幾乎天天吵架。夜裡，晴玲低聲啜泣，文凱摟著她：「是我不好，不該罵妳，妳已經那麼痛苦了。」說著，他突然跪在地上：「親愛的，我求求妳，妳要專心治療，不要胡思亂想，否則癌細胞沒有殺死妳，妳自己就把自己殺死了。」

晴玲也抱著他的頭，撫摸他濃密的黑髮，眼淚掉在他的髮上，她要怎麼告訴他們，她的癌細胞又竄出來了？

　　但是她知道，有著深愛她的家人做她的後盾，她相信
自己一定可以走過風雨。

以病為師

恐怖情人不但打電話騷擾你，現在搬到你家隔壁，動不動就來按門鈴，嚇得你的孩子大哭，你既擔心他們被綁架，也害怕他們被誘拐吸毒，簡直快要瘋掉了。想要徹底消滅他，但他卻總是欲走還留，你要如何切割這種關係？如何遠離這種幾乎抓不到形體的驚恐？

曾有位讀者的丈夫不體諒她罹患癌症，當她說自己不舒服，沒有體力做家事，丈夫非但不幫忙，還罵她裝死裝活。有個男孩，跟父親一起到教會做禮拜，固定坐在靠窗的位子，壯碩的父親無預警的罹患癌症，過世了，男孩不再來教會，不是生上帝的氣，而是他看到那個空下來的座位，他會控制不了傷心難過。他家因此失去歡笑，父親，成為無法碰觸的一塊。還有罹患癌症的女人，幫丈夫挑選對象，東挑西尋，卻忘了沒有一個人可以取代她，每個生命都是無法取代的。

當病友懂得體貼家人，家人才會釋懷，因為他們總想

給生病的人最好的，可是他們不懂癌症病患的心需要什麼樣的安慰。放射線治療告一段落那年暑假，老公舜子安排東南亞之行，外婆、媽媽、小妹、一雙兒女還有舜子跟我，難得一起出遊，我根本沒體力，走不動，腸胃敏感不斷腹瀉。但是我沒有說，能走幾步就走幾步，歡喜接受他們的安排。對我來說，只要全家在一起，就是最大的快樂，我怎麼知道，以後會不會再有這樣的畫面。

　　與其費盡心思為家人預備自己走以後的事情，為何不把心思留下來，想想如何讓自己開心？很可能幫另一半湊合了半天，自己卻得到醫治，活了下來。我聽過一位癌友跟我說：「當我看到丈夫跟那個女人走出家門去聽音樂會時的背影，我的心碎了，我沒有料到丈夫會真的愛上她，我那時的痛苦，遠遠勝過死亡的恐懼啊！」

　　一切順其自然吧！如同一位罹癌的母親，已經到了末期，體力很虛，依然和全家挑選聖誕禮物、佈置聖誕樹，全家一起開心的吃火雞，平安夜的晚上，她安息主懷，非常的平靜。生病以後，驚恐會以各種形式出現。唯有以平常心對待，照樣生活很重要，凡事可以預做準備，但是不要盡往壞處想，這樣，驚恐的惡勢力才不會逐漸擴大。

玩捉迷藏的爸爸

　　因爲我媽媽是職業婦女，再婚之後，兩個妹妹相繼出世，早熟懂事的我，不願意增加媽媽的負擔，想盡辦法照顧好自己，養成我的獨立自主。自己逛街、看電影、繡學號、修改衣服，自己註冊追逐明星。

　　於是，當我結婚以後，我自己到醫院產檢，分娩那天，我前置胎盤大出血，同事送我到醫院後，舜子聽說我不會立刻生，又回到公司開會。生大兒子那晚，我不像一般產婦陣痛，而是一陣陣的痠，痠到腰快要斷了。但我沒有大吼大叫，只是輕聲唉哼著。舜子就以爲我一點不痛，沒事人般站在旁邊聊天，直到他同事提醒他：「你要抓著老婆的手，才能移轉她的痛苦，快要做爸爸的人，這個都不懂。」

　　我罹患癌症，住院、開刀，他也是閃一下就不見了。

我雖然生氣，卻替他著想，大概是他害怕吧？不知道如何面對。以爲娶個胖老婆，就不會生病，沒想到，竟然病得如此嚴重。

他初中時媽媽過世，高中時爸爸過世，都是死於癌症，排行老么的他，覺得孤單害怕，好像沒人疼，被拋棄一般。他眞的很怕我也會死掉，所以，逃避不見面。等到我手術結束，平安回到病房，他才現身。應該是這樣吧？

說實在的，問我有沒有遺憾？當然會有。別人的伴侶始終守候、噓寒問暖，就怕在眨眼間，另一半不見了；更怕的是，呼吸心跳正常的送進去，出來的卻是一具冰冷的軀體。因此，能說出口的愛、能表達的關切都要在手術前讓對方知道。

第一次癌症手術，開刀前只有媽媽、牧師、教會姊妹陪我進去，舜子沒有來，他說公司開會。公司開會不在乎少他一位，我卻是他唯一的妻子啊！紅毯上說要持守終生的人，怎麼忘了他的諾言。到現在我還是不知道原因，成了一個謎。

事隔二十年的第二次癌症手術，舜子稍稍進步一些（大概是看到我書上常常抱怨這事），送我進開刀房，可是

醒來時卻沒有看到他。他的理由是：「手術順利完成，妳需要休息，陪在旁邊沒什麼用，反正妳媽媽會照顧。」真是這樣嗎？當你罹患嚴重的癌症，以為自己隨時會失去生命，家人卻不理不睬，這樣會沒關係嗎？

鄰居的大男孩沛豪，很喜歡打籃球，對 NBA 的東西區隊伍如數家珍，他常常說：「如果我的身高超過 200，我一定去美國打 NBA，現在我連 170 都不到，我就當觀眾，說不定畢業以後，可以當體育台主播或球評。」

對未來，沛豪始終抱持樂觀的態度。直到國三那年，他遇到生平最大的挑戰，他的樂觀也開始動搖。那天照樣跟同學玩籃球鬥牛，因為人手不夠，沛豪兩隊輪流打，體力有些透支，回家走路時一跛一跛的，豪媽看了覺得奇怪：「你的腳怎麼了？扭到了嗎？」

沛豪帥氣的揮揮手：「沒事，沒事，球打多了，泡泡熱水澡就好了。」

可是幾天過去，沛豪走路還是一跛一跛的，豪媽堅持要他請假到醫院檢查，骨科醫師幫他安排照 X 光，發現右腿骨旁邊有陰影，醫生說：「看起來邊緣很整齊，應該是良性瘤，不過，還是切除掉比較安心。」

　　手術時發現，沛豪的腿骨已經腐蝕得成了薄片，隨時可能碎掉。病理報告出來更嚇人，沛豪的骨瘤是惡性的，醫生的態度轉為嚴肅：「他必須截肢，或許可以救回一命，我們這裡的技術無法處理，建議你們即刻轉院。」

　　這簡直就像外星人佔領地球般突然，以為只是小手術，竟然要鋸掉沛豪的腿，豪媽不知道要如何告訴沛豪？馬上就要基測了，沛豪準備了那麼久，穩上第一志願的，要他放棄，談何容易？豪爸豪媽因為承受不了壓力，跑到海邊大哭一場。哭完後冷靜下來，討論了一會兒，他們知道事不宜遲，而且這將是一條漫長的路，若要得到沛豪的配合，就一定要讓他知道自己的病情。

　　轉院的前一天晚上，豪媽正準備跟豪爸一起告訴沛豪真相，豪爸卻留下一則簡訊：「公司派我去美國受訓，三個月後回來。」

　　沛豪即將基測，豪媽的壓力很大，豪爸之前就跟豪媽商量過，婉拒了公司這次的安排。未料，卻在這個節骨眼，豪爸選擇去美國，明擺著他不敢負責任，落跑了，把整個擔子丟給豪媽。豪媽氣得直掉眼淚，但她知道，她沒有時間難過，她不能倒下來，唯有她先堅強起來，才能幫

助沛豪度過這個難關。

　　當沛豪聽媽媽說出自己的病情，頭低了下去，好一會兒才抬起頭，幽幽地問：「我不能參加基測了，對不對？那──我會死嗎？」

　　豪媽搖搖頭：「這病有 75% 的存活率，只要你配合醫生，你可以為自己爭取到那 75% 的機會。」

　　沛豪回到班上，先跟一起拚基測的同學說了再見，準備到另一個戰場，為自己的健康打仗。他要勇敢面對，讓自己好起來，這樣，當爸爸回來的時候，就會看到依然樂觀的他。雖然看似豁達，面對不可知的未來，沛豪還是免不了躲在棉被裡哭了一場。然後告訴自己：「要把力氣用來對抗病魔，不再哭了。即使失去腿，也不能失去笑容。」

　　沛豪還安慰經常紅著眼眶的媽媽：「最壞也不過失去一條腿。就好像買樂透，中獎或不中獎，機會各半。我相信自己是不會死，會好起來的。」不怕手術的痛、不怕化療的吐，愛美愛帥的沛豪，討厭頂著一個大光頭，醒著睡著總是戴著帽子，媽媽擔心他太熱，沛豪就說：「等頭髮長長，爸爸就會回來了，我就會摘下帽子。」他的眼神望

向窗外，揣想著以後是否還可以跟爸爸一起鬥牛？他的腿
是否還能帶著他跑跳？

　　白天媽媽要上班，請了看護，晚上則是媽媽陪伴，幾
乎把醫院當成家，母子更是很少有這麼親密的時光。

　　「以前啊，你每次放學都窩在房間裡，上網、打電
腦、看NBA，跟你那些球友聊天，現在可逃不掉了，媽
媽可以每天看到你。」

　　沛豪突然也懂事了，夜裡豪媽因為化學藥物的滴答
聲，吵得睡不著覺，早起精神不太好，他會體貼媽媽：
「如果妳累了，可以跟同事去喝下午茶，或是找小阿姨去
聽音樂會，我真的很好，萬一有事，護士姐姐或隔壁床的
家屬可以幫忙的，不要累壞了，這條路，怕會很長。」

　　豪媽眼眶含著淚，點點頭：「謝謝你，小豪。」媽媽
的心裡也矛盾，骨癌奪走沛豪的健康，卻縮短了他們的距
離，這場病，是福還是禍呢？如果豪爸在就好了，至少多
一個人換手。這幾個月真的很難捱，搭捷運、走路或處理
公事時，豪媽常常發呆，想起沛豪每天受的苦，忍不住掉
眼淚，打電話去美國找豪爸，總是無人接聽，她的委屈與
牽掛，只能躲進廁所裡宣洩。

　　職業婦女的豪媽，體力也嚴重透支，每天跟看護輪流照顧沛豪，看護可以請假，她卻不能請假，兒癌病房不斷傳來併發症導致病情惡化的消息，她好怕沛豪突然發高燒或呼吸困難，而她不在身邊。

　　「妳可以寫網誌啊！說不定妳會認識其他爸媽，別人小孩沒有得癌症，根本聽不懂妳說什麼，可是，兒癌爸媽就可以跟妳交換意見。」豪媽接受了沛豪的建議，有空就寫幾句，貼在臉書上，果然很快就有人回應，她也分享了自己的心情，勸病人家屬要做醫療紀錄，而且要把真實病情告訴病患。豪媽寫下：「有時候，病人比我們想像的勇敢。況且讓孩子知道以後，你們可以並肩作戰，好像多了一個幫手。」

　　有人留言給豪媽：「謝謝豪媽，我昨晚跟孩子說了，我們抱頭痛哭，但是寶寶答應我去醫院了，我現在也不那麼害怕了。」

　　豪媽把留言念給沛豪聽，這也成為他們每晚睡前的分享。「媽，我沒有想到耶，自己生病還可以幫助別人。等我可以自由走動時，我要去幫助其他癌症病人。」沛豪說得很堅定。

　　只是沛豪的折磨並沒有停止，經過無數次開刀、化療、復健，整條腿大大小小傷疤不斷，加上別人捐給他的異體骨，接合得不是很順利，走起路來還會一跛一跛的。沛豪卻懂得自得其樂，指著腿上的大小疤痕跟小阿姨說：「這是小飛俠、那是LJ，這是林書豪的簽名，特別吧！」

　　幸好，醫生幫他留住了右腿，逃過截肢的命運。聽到這個好消息時，母子倆互相擁抱，喜極而泣，身後，則是離家多日的豪爸，他終於調適好自己的心情，願意面對沛豪的癌症，回到他們身邊。母子倆並沒有因為豪爸的逃離責備他，豪媽撲在他懷裡不斷啜泣，豪爸拍拍她的背：「妳辛苦了，現在換我來照顧小豪了。」

　　出院以後，閒暇時，父子一起收看電視的美食節目，找出適合沛豪吃的菜餚，買菜、洗菜、烹調，愈做愈有心得，父子疏離的關係也逐漸縫合。沛豪也實踐他的諾言，盡量抽空到醫院護理站串門子，尋找需要關懷的病人或家屬聊天。他萬萬沒有料到，即使在病痛中，可以用自己的經驗去安慰別人，病患家屬不曾因為他年輕就瞧不起他，尤其是癌童們更喜歡爬到他身上又跳又叫：「小豪哥哥，小豪哥哥，我要騎馬。」

這樣彼此激勵、互相加油，他們就像是一家人，站在同一戰線上，抵抗癌細胞，虛弱的生命力也被重新燃起。

有一回，沛豪的腿痛得無法走路，豪爸勸他在家休息，他說什麼都不肯，堅持要去醫院探望即將動手術的病童。

「爸，你知道嗎？經過這一次生病，我了解到很多事情，有些事想要去做，就要趕快去做。我之前曾經答應小美去拍大頭貼，心想時間還很多，結果她突然感染肺炎，走了，我不要再留下遺憾。」豪爸被感動了，不再阻止。甚至，父子連袂每週六到麥當勞兒童之家當義工，跟外地來住宿的骨癌病友家庭聊天，或是幫忙對發票，只要是他們能做的，再也不會找藉口用「下次再說，我現在很忙」來推辭。

經過骨癌的挑戰，沛豪知道，生命只有一回，無論長短，他都要珍惜，更要懂得緊緊把握。雖然他的行動沒有以前俐落，醫生也勸他，走慢一點，以免骨頭裂開、膝蓋歪掉。他正在學習慢慢走，慢慢品嚐生命的好滋味，並且把快樂帶給別人。

以病為師

　　面對突如其來的癌症風暴，大多數人都會措手不及，不是假裝視而不見，就是逃得遠遠的，好像癌症就會自動消失。

　　不要責怪家人，生病的人覺得辛苦難熬，家屬也有自己的難處，可能是責怪自己沒有把病人照顧好，或是，害怕愛病人太多，失去時會更傷心。也可能是面對經濟的壓力，無法好好照顧生病的家人，不得不去上班。

　　病人需要陪伴，家屬更需要支持，尤其是男生習慣不求助，覺得開口承認自己軟弱很沒面子。雖然少數的例子是爸爸不願意承擔癌症的鉅額負債，堅持離婚；也有的丈夫埋怨癌症是妻子娘家的遺傳，因而變心。這樣的不幸故事，癌症病房裡時有所聞，不離不棄的，大多數是媽媽。

　　但是，我也經常看到衣不解帶的單親爸爸，蠟燭兩頭燒，既要上班工作，又要到醫院陪伴癌兒，還要兼顧家裡的其他孩子。

電影「乳房之歌」說的是一群乳癌患者的故事，女主角的媽媽很年輕就罹患乳癌過世，媽媽病重時，爸爸把女主角送走，自己則不停喝酒、抽菸，也沒有到臥室裡陪伴妻子。女主角很不能諒解，以為爸爸不愛媽媽。若干年後，當女主角也罹患乳癌時，爸爸依然慣常的冷漠，她氣得甩門而去。後來她才知道，爸爸一直愛著媽媽，不曾忘記過媽媽的一點一滴，只是，當時他完全慌了，不曉得如何面對。日後，當她的爸爸終於願意走出來，父女在擁抱中盡釋前嫌，而期間，已經相隔二十多年了。

　　沒有人生來是勇敢的。我當初發現全家人因為我的癌症慌成一團，我就知道，我必須靠自己先堅強起來，然後，讓他們知道我需要什麼，他們才能配合我的腳步，也不至於攪亂他們的正常生活。

　　罹癌多年後，女兒才悄悄告訴我：「妳生病時，爸爸曾經帶著我，跪在上帝面前，乞求上帝醫治妳。」就為了這段小故事，舜子再有什麼讓我不滿意的，也就煙消雲散。所以，彼此體諒包容，是癌症家庭成員最要學習的功課。

保險金的迷思

　　我平常對保險沒什麼好印象，主要是外公退役後，到保險公司擔任業務員，當他所有的人情關係都用完了，沒有業績進帳，公司立刻要他離開，實在很現實。

　　同時，盡管我投保很多險，不管是壽險、醫療險、投資型保險，生前我必須省吃儉用繳保費，我死了，除了醫療險，這些錢都被別人領走了，我一點也享受不到。所以，任何人要我保險，我一概拒絕。

　　直到我罹癌的前一年，有人到舜子公司演講，關於如何防癌抗癌，並且鼓勵大家投保癌症險：「自己用不到最好，可以用來幫助其他家境清寒需要用錢的人。」舜子聽了，覺得一年只需要繳一千多元，全家防癌險都可以包含在內，就填寫保單繳了錢。因為金額不大，我也沒有多說什麼。

　　沒想到，第二年我就得了癌症，辦了理賠，不但可以補貼住二等病房的差額，營養費、醫療費都不必我操心，住了三十幾天醫院，出院以後結算，所領到的癌症理賠金還剩餘二十多萬，算是癌症奪走我的子宮、卵巢、輸卵管的小小補償。之後，罹癌率在國內節節高升，朋友親戚罹癌後，我都會習慣問一句，「有沒有保險？」

　　不少人都沒有保險，認為自己不會那麼倒楣。有些人自己投保，卻忘了為父母投保，結果龐大的醫藥費讓兄弟姊妹喘不過氣來，甚至埋怨連連，爭論著誰應該負擔費用。而我因為自己的經驗，加上家族病史，不但全家保癌症險，也幫媽媽買了癌症險。如今，繳費二十年期滿，媽媽和我一雙兒女，都不需要再繳保費，卻享有終身癌症的保障。

　　朋友的女兒也是，本來保險只購買一個單位的，臨時加為三個單位，癌症後的標靶治療奇貴無比，也是靠醫療補助才撐過來。或許，你跟我一樣，對保險沒有什麼好印象，但是，罹患癌症的人口逐年增加、年齡也有降低趨勢，如果有癌症家族史更要小心。不遇上癌症最好，若能購買癌症險、重大疾病險，萬一罹患了，至少擔驚受怕之

餘，不必再爲醫療費擔心。

　　且聽我說寶釧的故事給你聽。寶釧自幼在農村長大，家裡代代務農，因爲年輕人都往城裡跑，農田漸漸荒廢，改種水果，未料颱風過後損失慘重。她爸爸是家裡唯一的男人，見到滿目瘡痍，欲哭無淚，覺得自己的家沒希望了，從此一蹶不振，什麼事情都打不起勁來。家裡只能靠著媽媽種菜、養雞鴨，賺點生活費。

　　寶釧每天早晨上學，見到爸爸坐在門口抽菸；下午放學，爸爸嚼著檳榔望著圍牆外的天空發呆；晚上睡覺前，爸爸喝著酒，酒瓶散落一地，媽媽如果勸他少喝點，爸爸就是一陣亂吼，全家一個個點名罵。

　　沒多久，爸爸病倒了，得了胃癌，割去三分之一的胃，可是他照樣抽菸喝酒嚼檳榔，阿嬤燉了雞肉，他一口爛牙咬不動，漸漸連湯也喝不下了，在家裡天天搗著鼓起的胸脯痛得慘叫。因爲沒有錢送爸爸去醫院治療，阿嬤只好抓草藥煮給爸爸喝，眼看著他一天天削瘦，只能躺在床上等死。寶釧不知道爸爸最後是痛死的？還是被癌細胞活活咬死的？只記得阿嬤天天仰天悲嘆：「造孽啊！不曉得

上輩子欠了誰的債？」

　　萬萬沒想到，過沒兩年，寶釧媽媽也得了癌症，醫生說：「還好腸癌發現得早，如果早開刀，還來得及治療。」可是阿嬤不答應：「如果妳命好，自己就會好。歹命的人，就是醫生開刀都會死。」阿嬤也不准媽媽休息，要她照樣下田種菜，早起餵雞、餵鴨、餵豬，忙得不可開交。即使如此，阿嬤還是照三餐辱罵媽媽，罵她掃帚命，害死老公，還要害死他們全家。

　　寶釧大姊國中沒畢業就逃離家去學美容，只剩寶釧跟小弟擔驚受怕的待在家裡，寶釧每晚都要等到阿嬤睡了，才敢靠近媽媽，問媽媽，「妳好不好？妳不要讓我跟弟弟變成孤兒喔！」媽媽的肚子脹得好大，好像懷孕一樣，摸起來熱熱的。媽媽虛弱的說：「裡面是一個毒瘤，一個壞東西，他帶走了妳爸爸，還會、還會……」

　　當年才念小五的寶釧雖然年幼，放學後都儘量陪媽媽去菜園幫忙，希望分擔媽媽的辛苦。一天剛過中午，媽媽突然吐血，寶釧連忙扶媽媽回家，媽媽一路吐血，吐了好多好多，寶釧扶媽媽上床，幫她擦乾淨臉，無論她怎麼呼救，阿嬤都沒有過來看一眼。半夜，媽媽就死了，她睡在

媽媽身旁，媽媽的身體好冰，跟外面的寒流天一樣。

　　阿嬤找人把媽媽用草蓆一捲，在後山挖個洞，草草下葬，連墓碑都懶得做，就用一個木片，歪歪斜斜幾個字，寫著媽媽的姓名，然後插在土堆上。後來寶釧長大賺了錢，第一件事就是幫媽媽重修了墳。

　　小時候的情景太嚇人，那印象怎麼也抹不去，寶釧很努力賺錢，同時，不斷買保險，一家接一家的，只要保險公司願意接受，她就買醫療險、癌症險，收集保單好像收集金塊一般。到後來，寶釧乾脆自己也投入保險行業，希望不要有人像她爸媽，因爲沒有錢受了癌症苦。因爲她的賣力拚命，業界號稱寶釧是「金牌業務員」。

　　在寶釧的極力推薦下，他們三姊弟都買了保險。潛意識以爲，只要保了險，癌細胞就不會找上他們。誰也沒料到，寶釧的大姊照樣罹患癌症，而且是很難提早發現的膽囊癌。因爲誤以爲是胃痛、膽結石，延誤治療，直到膽結石開刀，取出膽囊時，已是末期，附近的肝臟、十二指腸都感染了。三個月後，大姊就過世了。大姊夫領到鉅額的理賠金，不但參加豪華旅遊、買了新房子，半年後娶了年輕新娘，更狠心的是把唯一的女兒丟給寶釧。

　　寶釧十分傷心，大姊辛苦持家，努力存錢，自己連一件百貨公司專櫃的衣服都捨不得買，竟然讓姊夫撿到便宜，這莫非是她家逃不掉的咒詛。寶釧的小弟嚇得不敢結婚，擔心萬一自己也得了癌症，會害得他喜歡的女生守寡。

　　為了避免重蹈覆轍，寶釧擔心自己省吃儉用繳保費，死後卻讓沒有血緣關係的丈夫拿去吃喝玩樂。於是大姊過世後，她把自己每張保單的受益人改為姊姊的女兒和弟弟，寶釧的丈夫阿明為此很不諒解。寶釧只能安撫丈夫：「寫誰的名字不都一樣，你真以為我會死掉啊！既然我不會死，受益人是誰不重要。」阿明還是很生氣：「妳根本沒有把我當作自己人。」

　　「那是你媽媽沒有把我當做你們吳家人。你自己摸著良心問，你公司保險的受益人是誰？是你媽媽，你媽媽都七十幾歲了，她有那麼多房子，你的心裡還是把她擺第一位。」寶釧想到自己的委屈，索性一股腦都說出來。不只是這樣，寶釧把升值的市區房子賣了，換到郊區單價比較低的大房子，跟弟弟和外甥女一起住，彼此互相照應。阿明不肯搬家，氣得直說寶釧瘋了。

　　寶釧不顧阿明的反對，跟弟弟找了搬家公司，一趟趟慢慢搬，搬完家，還要整理打掃，她的肩膀痠痛不已，以為扭到了，推拿、復健都沒有太大效果。直到她在腋下摸到硬塊，才開始覺得不對，她沒告訴阿明，先跟小弟商量。

　　「二姊，不要緊張，先去檢查，大概是太累了。」小弟說起話來，聲音也是抖的，他已經失去一個姊姊，寶釧是他唯一的親人了。果然不出所料，寶釧罹患的是乳癌，醫生拿掉她患處的大多數組織，又做了化療，因為藥性太強，她除了嘔吐不止，渾身蛻皮，連腳趾、手指甲都發黑，手指也軟弱無力，無法抓東西。

　　寶釧小弟義無反顧的照顧她，餵她吃東西，請短期看護幫她洗澡。阿明非但不幫忙，還在一旁說風涼話：「妳以為妳弟弟好心啊！他根本是想著妳趕快死，他可以得到妳的保險金。他就怕妳修改受益人，所以即使假裝，也要裝出一副很有愛心的樣子。」

　　寶釧嘆了一口氣：「都什麼時候了，你還這樣說，冤枉我嫁到你們吳家，幫你們賺了那麼多錢。你如果真心對我好一點，我本來考慮修改其中幾張保單的受益人，現在

算了，我看是你巴不得我快點死。」

　　因為寶釧被癌細胞折磨得完全變了樣，阿明看到她像見到鬼一般，躲得遠遠的，別說是跟寶釧同房了，他乾脆搬到客房去睡，寶釧夜裡只能偷偷哭泣，似乎有些明白，再多的保險單，也無法保障自己的婚姻，難道她真的這麼命苦嗎？

　　某天回診時，醫院大廳正在演出短劇，關於一位媽媽遇到詐騙集團的故事，她覺得劇情跟她之前遭遇很像，忍不住笑了出來，這才發現自己很久沒有笑了。短劇演完，寶釧準備去領藥，有位頭髮斑白的大姐過來邀請她參加劇團。

　　寶釧接過傳單，苦笑著：「我都快死了，還演什麼戲？」

　　「沒有人可以預知自己的壽命長短，所以每天都要快樂。我也是癌症患者，當初醫生說我只有半年壽命，妳看，我已經活過兩年多，而且沒有再發過呢！」斑白頭髮的老大姐說。

　　「真的？看不出來。」寶釧見她穿了一身鮮豔，笑口常開，幾乎被她打動了。

　　「來，這是我們的簡介，上面有我們排戲的時間和地點，歡迎妳來。我叫敏惠，妳可以叫我敏惠姐。」

　　寶釧想了想，天天待在家裡也很無聊，除了胡思亂想，望著阿明那張臭臉更難過，不時還要幫小弟和阿明勸架。當她的化療結束療程，體力稍好，她挑了劇團排戲的日子，搭車去看敏惠他們排戲，雖然他們都是志工，卻有專業導演和編劇，大家都很認真，因為剛好缺一個路人甲的角色，敏惠鼓勵寶釧試試看。

　　「妳什麼話都不用說，只要盯著車牌看，不要管李老師跟妳說什麼。」敏惠解釋。

　　劇中男主角李老師也說：「我下台時，妳就跟著下台，很簡單的。」

　　當正式演出「候車亭」這齣戲時，李老師指著車牌問同樣等車的寶釧：「這是幾路車？」

　　寶釧望著臨時的道具車牌，抓了抓頭說：「上面沒有寫耶！」突如其來的一句不在劇本上的台詞，卻十分逗趣，台下的觀眾笑成一團。散戲後大家圍過來誇讚寶釧說：「妳天生就是演戲的材料，真棒！」

　　寶釧開心的流下眼淚，她真的沒料到，她還可以帶給

大家快樂。過去幾十年來，她一直活在癌症的陰影之下，為了繳保費，明明富有的她卻過得很拮据，很不快樂。

　　這天開始，她檢視自己的所有保單，必須持續繳交保費的，她提前解了約，只留下必要的保單。簡單的幾個舉動，卻讓她掙脫了枷鎖，重新調整生活；不管日子有多長，她再也不怕癌細胞了。

以病為師

現代人缺乏保險觀念，有的人把保險當成「保命單」，有人因為人情不好意思拒絕就隨便投保，也有的人認為，保險是有錢人才有閒錢去做的事情，甚至還有人視保險如洪水猛獸，好像每個保險業務員都只問業績，不問死活，更不管保單對你是負擔還是生病時的保障。

的確，保險業之中有不少害群之馬，弄壞了保險的品質，事實上只要找到正派經營的保險經紀人，幫你好好規劃，即使薪水少的家庭，也可以買到合宜的醫療險。

所以，我們要釐清觀念，真正的有錢人，因為他富可敵國，甚至家財萬貫，萬一罹患癌症等重大疾病，他們足以負擔高昂的醫藥費，住在頭等病房，請全天的看護，所以他們可以不需要醫療保險給付。反倒是全家經濟繫於一人之身（例如父親）的中低收入者，非常需要投保基本的醫療險。

如果有家族病史，尤其是癌症，最好投保癌症險、重

大疾病險；另外，實支實付型的醫療險也可以在你的規劃之列。同時量力而為，購買基本的保險即可，不要像寶釧這樣，為了繳保費，過得捉襟見肘，即使多買你也要弄清楚，屆時保險公司是不是每家都會全額理賠，以免繳了冤枉錢。因為癌症的治療比較漫長，包括手術、化療、放療、標靶……，如果不幸轉移或復發，更需要費用，絕不只是付出一筆花費就結束。況且一旦罹患癌症，保險公司絕大多數都會拒保，你想買保險都很難買到了。

有了保險公司的醫療補助，病人在治療階段，可以住宿比較好的病房、可以請看護、補充營養品、使用比較好的自費藥物，尤其是標靶治療，一顆藥就要幾千元，一劑針藥甚至高達數萬元。

現代人孩子生得少，若是父母罹患癌症，兒女的負擔相對也重，兒女應該趁著自己收入穩定，或是爸媽還在上班，有固定收入，趕緊投保，因為年紀愈大，保費愈高，同時爸媽身體健康時，才可以通過保險公司的審核。如果你們有兄弟姊妹數人，可以合買爸媽的醫療險降低個人負擔，千萬不要現在捨不得出錢，屆時卻要付出大筆醫療開銷。我當初就是跟妹妹一起合買媽媽的防癌險。

　　至於保險的各種給付標準，可以買多少險？哪種險是必要購買的？理賠需要提供的收據是正本或副本？可以得到幾個理賠的項目？門診或住院才能得到理賠給付，⋯⋯都請在投保時問清楚，還要確定保單條款上是否都包含了這些內容，單憑業務員口說是不足為憑的。

　　保險不是萬靈丹，定期檢查身體，身體有異狀就看醫生，這才是首要之務。

愛人不見了

　　我罹患癌症剛住院那幾天，幾乎每天都有人到醫院探望，甚至要排隊入場，這一批還沒走，下一批已經在門外守候，包括親戚朋友、教會朋友、同事、多年不見的老友，甚至有人看到我在聯合報發表的癌症心情，趕忙來探視的。

　　喜歡熱鬧的我，當然很興奮，談談聊聊，可以轉移自己對癌症的專注，至少可以享有片刻的溫暖與陪伴。可是，當他們走了，太陽下山了，窗外的天空也暗了，我只能獨自面對恐懼與孤單。

　　媽媽總是等到舜子到了才離開，我不斷提醒她，天黑了路不好走，她卻堅持留下，讀著她手中的書，或是摸摸我的額頭、檢查我的點滴。說親近，卻很遙遠，她雖然關心我、愛我，可是她不是我，甚至跟我的關係還比不上癌

細胞那麼親近，有些話我也不想說，自己把淚水吞進肚子裡，讓夜晚的深沉掩飾我的谷底心情。

久病無孝子？久病無朋友？漸漸的，到醫院看我的人少了。或許是時日久了、大家習慣了，也或許是跑了幾趟，見我恢復得還算不錯，又可以在醫院走廊到處趴趴走，以為我好了、沒事了。尤其是每週六天朝夕相處的同事、老闆，也逐漸很少出現，讓我更難接受。我不禁暗怨，賣命拚死拚活工作，竟然是一場空。怪我自己吧！哪有人像我這樣，子宮頸癌手術竟然住院三十幾天。我每天送往迎來，同病房的鄰居就換了好幾位。

那時候我最喜歡訪客送花，一盆盆的花，從病房裡排到走廊，可以製造出我有很多人關心的假象。說來可笑，那的確是我的想法，好怕自己得了癌症已經夠可憐，卻沒有人來看我，那會表示我很沒有人緣，那豈不是更可憐。隔床病患聽我這麼說，笑話我：「花跟紅包，我喜歡紅包，送鈔票比較實際。」於是當我清點著花盆數目時，她則數著藏在枕頭下的紅包內鈔票，各得其樂。但這畢竟不是長久之計，為了消除被遺棄的感覺，我只好自己找事情做，打發時間。

　　找了隔壁的阿花，她會說閩南語，跟我年齡、病情都相同，兩人結伴到每個病房探望同樣病情的人。其中一位校長，因爲我們的鼓勵，勇敢下床練習走路，她開心的說我是「快樂天使」，讓我淚盈滿眶，我很高興別人需要我、讚美我、肯定我，在我乍看即將失去很多的時候。

　　或許是跟陌生人之間的短暫交往，對大家彼此都沒有負擔。也或許是，我們在失去健康之後，更懂得抓緊稍縱即逝的喜悅。相較之下，癌友正威比我失去的更多，他的體會更深刻。

　　殺人未遂判刑坐牢的正威，因爲表現良好，假釋出獄，他高興得寫信給同居女友小芬，請她到監獄大門外來接他：「我希望當看到藍天的同時，也看到妳像太陽花一般燦爛的臉。」信寄出去以後，始終沒有接獲回信，他猜想，大概是快要過年，小芬的美髮院生意太忙，所以沒有回信；也可能是小芬想要給他一個意外的驚喜。

　　當正威滿懷希望走出牢房，領取屬於他的個人物品後，門外守候的沒有小芬，只有張牧師。他東張西望，以爲小芬故意躲起來，張牧師跟他說：「小芬沒有來，我幫你打過電話，一直是答錄機。」

　　正威自我安慰的想：「沒關係，她會在家裡等我，我早就跟她約好的。」強忍住淚水，正威苦笑了一下。

　　自從他坐牢以後，除了小芬偶爾來探望他，守寡多年的母親因為身體欠佳，只來過一回。哥哥嫂嫂則把他視為毒蛇，擔心隨時被他咬一口，不但把他寫給家人的信件全部退回，還告訴他：「我們趙家沒有你這個人，媽媽身體不好，禁不起刺激，她說過，就當沒你這個兒子，你不要再來打擾我們的生活了。」算是跟他劃清界線。

　　只有在牢裡認識的張牧師一直關心他，送他聖經，跟他說故事，在他消沉得幾乎要自殺時鼓勵他，為他禱告，所以，正威才決定為了自己後半生繼續努力，在牢裡表現良好，爭取到假釋的機會。

　　正威在住家附近的巷口下了車，跟張牧師再見，張牧師欲言又止：「你要記住我的話，做壞事只是一念之間，你要好好保守你的心。」

　　他回到原先居住的公寓，未料換了房客，小芬搬家竟然沒有告訴他。幸好小芬留下轉信的地址給新房客，房客沒有多問，就把地址給了正威。小芬搬到郊區，自己開了美髮店，正威抬頭打量「小芬美髮造型工作室」的招牌，

眼眶一陣熱，這是他們當初的夢想，擁有自己的店，若不是他一時衝動，殺了人，怎麼會落到這步田地？幸好還不晚，他揹著背包剛要舉步走過去，就見到小芬的身影晃過，她挺著肚子，好像懷孕的樣子，他坐牢那麼久了，那絕不是他的孩子，難道她結婚了？所以才要搬家。

就在這時，他看到另一個熟悉的背影，壯碩的體格，燒成灰他都認得，他竟然摟著小芬的腰，貼在她耳邊說話，小芬笑得好開心，轉身用拳頭捶著他的胸，那是他的死黨阿元，他坐牢前特地拜託他照顧小芬，竟然照顧到床上去。怪不得阿元始終不敢來看他，心裡有鬼嘛！

一時血脈賁張，衝過去就要找他們算帳，突然駛過一輛救護車，車身上的紅色十字讓他的心狂跳不已，他停下腳步，隱身在路燈桿後，嗚咽著，想到牢裡沒有自由的生活，他連地檢署還沒有去報到，難道他還要重來一遍？除非他打算跟他們一起死去。

小芬只是他的同居人，又不是他的老婆，他憑什麼要她等他？他答應張牧師洗心革面，他就要說到做到。可是，立志改邪歸正容易，真要做到卻困難重重。很多公司知道他是更生人，犯的又是殺人未遂罪，根本不敢雇用

他，他找工作非常不順利，頂多打打零工，做些粗活。每天放工，百般無聊之際，過去的壞習慣又回來了，他吃檳榔、喝悶酒，也不想回去找張牧師，他深深覺得，被貼上標籤的他，在這個現實的社會裡，已經沒有機會了。

　　就讓他醉生夢死吧！他的天地已毀，他的人生早無味，只有在夢裡夢到小芬時，他還能享受到片刻的幸福。當他在經常吃麵的小吃攤發酒瘋鬧事時，簡老闆好心勸他：「你還在假釋期，警察沒有來以前，趕快走吧！」

　　「我要去哪裡？我已經沒有家可以回了。」正威啜泣著。

　　簡老闆指著隔桌那位衣衫沾滿油漆正吃著麵的中年男人：「你看看那位油漆工，肝癌末期，病得那麼重，還在發傳單，希望大家給他工作機會。你那麼健康，不要洩氣，只有自己會放棄自己，別人是放棄不了我們的。這樣吧！你每天來幫我洗碗、收拾桌子，我供應你三餐，至於晚上睡覺，你就睡儲藏室吧！反正天冷，擠擠也暖和。」正威本來已經準備跟觀護人報告，把他送回牢裡，至少還能吃得飽肚子，眼前就出現一線曙光。

　　吃住問題解決了，正威的精神也振作起來。但是，好景不常，他洗碗時，簡老闆叫住他，「正威，你的脖子怎

麼鼓起來一塊？你最近有沒有耳鳴、鼻塞，或是鼻涕有血絲？」

「你在說什麼？說得那麼可怕。」

原來，簡老闆的老婆前幾年罹患鼻咽癌，拖了好久才去看醫生，結果沒有救回來，所以看到正威跟他老婆一樣症狀，不免起疑。果然如簡老闆所料，正威已經是第二期的鼻咽癌，醫生說合併放射線和化學治療，效果不錯。可是沒有任何積蓄，只靠著健保給付，正威怎麼治病？他更不好意思向簡老闆開口借錢。

垂頭喪氣去找張牧師，正威說得好沮喪：「牧師啊！你騙我啊，你說不管我是誰，上帝都會愛我。我看上帝一點不愛我，要把我整死祂才高興。我乾脆死掉算了，上天堂就不用煩惱有沒有錢、有沒有老婆了。」

「你這樣自暴自棄，那麼不聽話，不是跟自殺的人一樣？上帝也不會要你去天堂。答應我不要放棄，我來幫你想辦法，你放心去治病。」

正威嘆口氣，想死都不簡單，他連衝上馬路、跳下鐵軌的勇氣都沒有，他真是沒用啊！就當作自己已經死過兩回，監牢死一回，癌症死一回，再衰還是死，他就給醫生

一個機會救治他吧！簡老闆也說這叫做「置之死地而後生」，管他死不死、生不生的，正威孑然一身，他什麼都不在乎了。

　　同間病房連正威共住了三個人，各是不同的癌症，身軀肥胖罹患胃癌的老蕭很愛抱怨，一會兒罵老天爺不公平，一會兒又怨兒女不來看他，每天都要他老婆念一遍他的遺囑，就怕有人偷偷改內容。

　　另一個罹患直腸癌的鄭老師，他手術完已經開始化療，雖然不時噁心、嘔吐，他都不改幽默風趣：「我們每個人都同樣一副腸子，是我自己沒顧好，愛吃泡麵又常熬夜，把大便出血當作痔瘡給耽誤了。大概是上帝看我工作太累，讓我到醫院休息睡覺，我還可以照樣領薪水，你說有多好。」

　　當正威因為放射線導致口腔黏膜發炎，喝果汁都會痛，別說是吞嚥困難了，他幾乎沒有胃口進食，鄭老師就說故事給他聽：「你知道聖經裡有個男人叫做約伯，他很有錢，有很多牲口，突然被盜賊搶光光了，他的兒女也被暴風吹垮的房子壓死了，你說有多慘。我至少還有老婆、孩子。」正威懂他的意思，他至少有手有腳還有胃有直腸，

不要只想到自己失去的。而且，鄭老師還告訴他，「約伯後來又有了孩子、牲口，等你好了，我再說續集給你聽。」

　　於是正威相信，治療結束，他的味覺會慢慢恢復，潰爛的傷口也會癒合，就是一輩子吃流質食物，他也要懂得感謝自己還可以用嘴吃東西。當張牧師沒空來看正威，鄭老師就拉著正威到走廊散步，神秘兮兮的附耳說：「你有沒有聽到鳥叫？好好聽，像是五色鳥的聲音。我只要聽到鳥叫，傷口就不那麼痛了，噁心也減輕了。」

　　雖然鄭老師說話瘋瘋癲癲，可是，正威喜歡看到他這樣笑笑的人，讓他從起初住院的消沉，慢慢也樂觀起來，雖然他還是沒有聽到鳥叫，卻聞到桂花香，就是他幼年種在後院的樹，有著溫馨美好的回憶；這一定是個好兆頭，他即將康復出院。

以病為師

對面大樓的鄰居得了怪病，喜歡學貓叫、狗叫，把左鄰右舍吵得快要瘋了，但是大家也不好意思報警，因為生病的人更可憐，他一定也不願意這樣。雖然半夜聽來分外恐怖，吵得無法睡覺，但也不見有人因此搬家。漸漸的習慣了，也是大家學會包容，偶爾提提，也就沒放在嘴邊抱怨。當鄰居怪吼怪叫的時候，大夥聽音樂、看電視、玩電動或是乾脆夜遊逛街去，自有一套阻擋魔音穿腦的方法。

古人不是說「兵來將擋，水來土掩」，意思是說不管眼前來的是什麼災禍，我們只要迎上前去，總有方法可想可對付。如果逃避，可能還是死路一條，根本沒機會驗證我們是否可以逃過一劫，是否具有面對困難的能力。不屬於我們的東西，走了就是走了，不需要留戀。勉強追回，只會讓自己更痛苦。悲傷時，請轉移焦點，不看失去的，看你所擁有的。

我當初在雜誌社上班，經常把公事帶回家，即使坐月

子，也不顧媽媽的提醒會傷眼睛，照樣看稿子。我那樣拚
命工作，可是，罹癌症時，大家對我的不夠熱情，傷了我
的心。兩個多月後回到公司上班，覺得跟大家生疏許多，
是因為我從鬼門關繞了一圈？還是我身上少了一些器官？
直覺上好像很難跟大家像以前那麼熱絡。

　　我愛了十七年的工作，費盡心力，讓銷路拚到全國前
三名的紀錄，我為了自己的健康，提出辭呈，跟他分手，
徹底放下。即使後來發行人問我，要不要把雜誌社買過
去，正式成為我的雜誌社，我也拒絕了。我變成「海鷗
族」，自在飛翔。不是我朋友的人，我也不強求。說也奇
怪，反倒出現一些真心相待的朋友，好友美華不但自己常
來看我，她跟我素未謀面的媽媽，卻從我罹患癌症一直為
我禱告，直到她失智為止。

　　你是否好奇鄭老師說的約伯續集故事？約伯後來得到
更豐盛的家產，他失去的兒女也得到補償。主要的就是他
心中雖然充滿委屈、不解、傷痛，甚至質問上帝，可是，
他從未對上帝絕望，依然懷抱信心，知道上帝會一直眷顧
他。

　　你不妨列出一張清單，寫下生病期間，無條件對你好

的人，算算看共有多少的關愛降臨身上。當我們恢復健康
後，請不要忘了也同樣關心其他罹患癌症的人。

　　真正關心你、愛你的人，是趕不走的，甚至不請自
來；不愛你的人，一場疾病見真章。罹癌已經夠辛苦，又
何必多強求，反而自討苦吃，惹得自己不開心，別讓這些
負面情緒幫恐怖情人搧風點火，加速吞食健康。

　　也因為這樣，當我知道有人罹患癌症，他治療住院期
間，我都會每隔一段時間探望他，因為癌症是一場長期搏
鬥的疾病，千萬不要開始時，一堆人探望，之後就不聞不
問。例如腦癌的小華，前後住院三次，我就約好幾位朋
友，安排輪值表，保持每週都有人去探望他，尤其是週間
訪客少，他更需要有人關懷聊天。即使沒有時間經常探
望，發封簡訊、寫張卡片都可以；這種持續的關懷，是癌
友最需要的。

第三章

分手，在淚水中學習微笑

治療終於告一段落，
回到起初的生活軌道，
恍惚以為癌症只是昨夜的一場惡夢，
醒來，照樣是鳥語花香。
但是，魔鬼好像飢餓的獅子，遍地遊行，
尋找虛弱的人，攻擊他們。
只要稍一疏忽，他的魔爪又伸過來了。

要跟恐怖情人徹底劃清界線，
請牢記——
定時回醫院追蹤檢查，
該吃的藥物不要忘了，
該做的治療千萬不要半途而廢。
調整生活態度，認真運動、注意飲食，
同時，抬起頭來，
讓太陽曬乾臉上的淚。

冬梅奮戰

　　子宮頸癌動了子宮根除術之後，原以為一星期多就可以回家，可是，因為排尿不及格，無法出院，但我實在太想家，尤其是新屋買了沒多久，就冷落一旁。兩個孩子也小，我不在家，不曉得一切都好嗎？

　　回家推開門剎那，我呆住了，這是我的新家嗎？整間屋子雜亂無章，物品隨處堆放，三尺長的水族箱飼養的神仙魚，都死了，缸裡長滿青苔。潔癖的舜子根本無暇整理，可見得他也已經心力交瘁。每天要送小三小四的兩個孩子上學，幫他們穿衣、穿鞋、整理書包。下班後趕著到醫院跟我媽媽換班，假日更是整天都要待在醫院裡。

　　我的心頭陣陣酸，我生病，讓整個家變了樣，我發誓，不管多辛苦，一定要努力練習膀胱恢復如常，早點出院。在醫院每天努力練抬腿和仰臥起坐，訓練腹肌，幫助

膀胱恢復彈性；爬樓梯，爬到腿痠得抬不起來；努力灌水完憋尿，每兩小時排尿完導尿測試，看我是否膀胱的餘尿減少，只要連續三天餘尿都在 50CC 以下，即可出院。好不容易眼看著餘尿剩下 70CC，露出曙光，卻又退回一百多 CC，欲哭無淚之餘，我比誰都傷心難過。

可是，護士卻指責我們（包括其他病房的病患）不認真；她怎麼知道我們每天多用心、壓力多大，又多想回家。不但排尿時拚命按壓肚子，壓得傷口都痛了，希望把尿排乾淨，而且導尿之後，比誰都緊張的期待結果，可是無奈還是不及格。我跟阿花是尿排不乾淨，另一位太太則是一想到尿，立刻尿出來，每天換好幾次床單，護士更氣，我們去探望她，她總是哭喪著臉。

更慘的是，舜子也有了火氣，怪我不認真練習，哪有一個人子宮頸癌傷口都癒合了，還住在醫院裡？甚至連隔壁的阿花也出院了。我如果就這樣回家，會因為尿道炎立刻回來，反而更麻煩，醫生勸我要有耐心。無計可施之餘，我只好跟上帝禱告，過了幾天，總算排尿及格，而且更棒的是，送台大化驗的二十五個淋巴結全部正常，表示癌細胞沒有轉移，不需要再做放射線治療。我喜極而泣，

激動到不行，到處跟人說，我要出院了。

　　這場癌症之後，只要聽到有人說我不努力、不聽話、不愛惜自己，我都會非常非常生氣，有誰比我們更知道要小心顧好自己。就像我的恐慌症經常半夜發作，也挨了舜子和媽媽的罵，怪我怎麼不白天發作，害他們夜裡無法睡覺，第二天要上班好辛苦。他們苦，我也苦，到底怎麼辦？

　　冬梅是我探望過的病友，她高中畢業以後，搭火車北上找工作，沒想到竟然把火車票弄丟了，列車長要她補票，她嚇得哭了，她手邊的錢已經不多，如果用來補票，她以後的日子怎麼辦？她哀求列車長相信她有買車票，他卻無動於衷：「這一招太多人用了，還是乖乖補票吧。」

　　周邊的人都在看好戲，無意伸出援手，剛好阿明從另一節車廂走過來，看見冬梅哭得傷心，問明原因後，好心幫她補買車票。冬梅不斷跟他說謝謝，要了他的電話，答應找到工作就還他錢。當冬梅在飯店找到服務生的工作，領到第一份薪水，她實踐諾言跟阿明聯絡，見了面之後，阿明卻說：「不要還我錢了，這錢我們拿來看電影。」

　　冬梅仔細打量他，他想要追她嗎？他的模樣粗粗壯壯

的，看著就像工人，跟她計畫要嫁的生意人差很多，雖然答應他看了這次的電影，算是謝謝他，之後的約會，她都想盡辦法拒絕了。哪想到，阿明看來粗線條，卻有一顆細緻的心，他傻傻的每天等她有空約會，甚至到她之後上班的餐廳等她下班，說要騎機車送她回家。她還是沒有答應：「我不喜歡坐機車，太危險。」

阿明信以為真，買了一輛二手汽車來接她，她覺得汽車好舊好醜：「我不要坐你的車，我想搭公車回去。」她好怕上了他的車，就下不了車。

阿明站在汽車旁邊，傻傻的說：「我是為了妳才買車子的，那妳跟我的車子說，妳不喜歡他，要他自己回家。」因為感染流行性感冒，阿明邊咳邊說。

冬梅還要拒絕，竟然連老天也來幫阿明，突然下起雨來，而且是傾盆大雨，冬梅不忍心阿明淋雨，她自己也幾乎成了落湯雞，只好勉強搭他的車，阿明興奮的一直說「謝謝」，連說了十幾聲「謝謝」，冬梅反問他：「你要不要開車啊？」

「我太高興了，妳終於肯坐我的車。」阿明笑得合不攏嘴。冬梅之後才知道，阿明向來省吃儉用，存錢打算結

婚，爲了冬梅，他動用結婚基金買車子。接下來一年多的
溫馨接送情，終於打動冬梅，四十公斤體重的她，點頭嫁
給七十八公斤的阿明。

　　阿明的職業是木工，手很巧，工頭很喜歡找他合作，
所以收入十分穩定，加上擁有木工技術的人愈來愈少，阿
明的經濟狀況很不錯，貸款買了一戶公寓，當冬梅懷孕
後，他跟冬梅商量，把工作辭掉，專心當媽媽：「我一定
會讓妳跟小孩過好日子，妳放心。」

　　冬梅接連生了三個兒子，阿明開心得工作更起勁，南
部的婆婆也很高興，特地上北部幫忙照顧孫子。冬梅也盡
力做個好妻子、好媳婦、好媽媽，家裡整理得窗明几淨，
三個兒子也都養得健康粗壯，就像阿明一樣。阿明是個粗
線條的人，不懂得甜言蜜語，但是每次領的薪水全數交給
冬梅，每天準時下工回家。當婆婆提醒他不可以這樣寵冬
梅，阿明總笑說：「我阿明何德何能娶到這樣的水某，我
當然要疼惜她。」

　　當大兒子念小學以後，房間漸漸不夠住，阿明計畫買
電梯大廈，全家住新屋，冬梅卻極力反對：「這樣好好
的，你不要亂花錢。」

　　「兒子慢慢長大了，老三也不能一直跟我們睡，媽媽
也應該給她住套房。妳不喜歡媽媽一起住嗎？」阿明小心
翼翼問，因為他媽媽這幾天不斷跟他說，她覺得冬梅怪怪
的：「她大概是不希望搬新家我跟你們住。」

　　冬梅搖著頭說：「不是的，我只是捨不得這個屋子。」
她沒有說出口的是，她最近身體不舒服，已經看了三家醫
院，都告訴她罹患子宮頸癌，已經第二期了，必須開刀切
除子宮和卵巢。她滴滴答答的月事不乾淨已經好一陣子
了，有時候阿明要跟她好，她都推說老三睡在一起不方
便，偶爾勉強答應阿明，卻發現出血更嚴重；她本來還以
為是阿明在外面偷吃，結果卻不是那麼回事。

　　她不懂得醫生為什麼要開刀，癌症到底是什麼病？是
不是會有生命危險？冬梅雖然瘦削，身體一直很健康，阿
明也不讓她太勞累，她還希望幫阿明生一個女兒，冬梅哀
求醫生：「你開藥給我吃好不好？拜託你，我不要開刀。」

　　一家醫院換過一家醫院，冬梅只希望有醫生告訴她，
可以用藥物治療。她也找過中醫，可是，沒有人願意幫助
她。甚至有醫生警告她：「妳最好請妳先生來，我要跟他
講解病情，妳一定要快點開刀。」冬梅不要告訴阿明，阿

明會嚇死掉，她一定有方法。

　　拖過一年後的某天晚上，冬梅進浴室洗澡前，覺得腹部一陣劇痛，連忙蹲坐馬桶，竟然好幾個大血塊落進馬桶，她一陣暈眩，連忙大叫「阿明救命啊！」

　　接下來的手術、放射線治療，阿明請假陪在她身邊，也不讓婆婆插手，只讓婆婆照顧三個孫子。「冬梅是我的寶，我要自己照顧。」阿明無限憐惜的表明。

　　於是，不會煮飯的阿明，要給冬梅進補，買了一隻大公雞燉煮，雞湯上面浮了一層油，冬梅聽說癌症不宜吃公雞，根本吃不下去：「你請我媽媽來，她照顧過我阿嬤的癌症，她知道怎麼照顧我。」

　　「不行！我會照食譜做，我不相信別人，他們會害妳，會把妳從我身邊搶走。」阿明說著哭了起來，冬梅不忍傷他的心，只好答應，勉強自己吃喝，等阿明走開，再悄悄倒掉。阿明就這樣每天無師自通的燉這煮那，只要認為對冬梅有幫助的菜餚湯水，每天逼她吃，也每天到醫院陪她復健爬樓梯。

　　出院以後，阿明又四處拿偏方，裡面還有蜈蚣、蠍子等劇毒蟲，說是以毒攻毒，冬梅聽了就噁心，也只能乖乖

吃，因爲阿明說這個有效，可以治癌症，阿明比誰都愛她，相信不會害她。甚至阿明安排好冬梅每天的運動時間表，只要不下雨，就爬山一小時，下雨就爬公寓樓梯，冬梅其實身體尚未復原，非常虛弱，可是，她依然拚著一口氣照做，希望因爲自己的努力可以趕快好起來。

一年後，冬梅的癌細胞轉移到肺部，阿明還是每天自己燉生機食品，陪著冬梅散步一小時。他看過許多文章，都說運動和生機飲食可以消滅癌症，他好恨自己的鋸子只能鋸木頭、木片、木板，卻不能把這些癌細胞都鋸死掉，碎屍萬段。

漸漸的，冬梅覺得呼吸困難、愈來愈喘，經常掛急診。醫生建議阿明，讓冬梅住進安寧病房。當阿明知道，那是癌症末期的人住的地方，他氣得大吼大叫：「冬梅不會死，爲什麼要叫她住在那裡等死？她會好起來，求求你們，不要趕我們走，冬梅會好起來。」

每次冬梅呼吸困難，必須戴氧氣罩時，阿明就流著淚、握著冬梅的手：「妳會好起來，明天我陪妳去運動。」冬梅跟他揮揮手，她眞的沒有力氣了，她也好想陪伴阿明，把三個兒子養大，看他們念博士，可是，好像都不可

能了。如果那天下雨，她不要坐上阿明的車子，說不定阿
明可以娶到一個健康的妻子，陪他到老。

以病為師

　　沒有人知道，如果阿明不那麼心急，冬梅是不是可以活得久一點，甚至好起來？如果冬梅不要耽誤那麼久，她是不是會得到醫治？

　　發現自己罹癌後，要面對許多抉擇的時刻，是否立刻住院治療，就是第一個必須把握的時機，這尤其是刻不容緩的。決定哪家醫院或哪位醫生治療，又是一個抉擇關卡。當我決定手術後，不斷有人建議我到其他教學醫院去找某位名醫，甚至拿了名片、介紹信給我，讓我十分困惑。某天下午，我獨自在醫院長廊散步，彷彿聽到上帝跟我說，祂若要醫治我，祂會藉著醫生的手醫治我。於是，我不再猶疑不定，決定把生命交給上帝、把疾病交給醫生，把快樂交給自己，安心期待手術到來。

　　飲食和運動，雖然對恢復健康有益，但要適可而止，量力而為，不要拚掉小命。朋友的妹妹癌症手術後，認為自己 OK 了，回到餐廳繼續工作，因為生意太好，她每

天要刷洗無數的鍋子、碗盤，往往累到半夜，甚至大腿痠痛，她還是很拚不休息。後來，大腿痛到無法忍受，就醫才得知癌細胞轉移到骨頭。

　　癌症病患手術、放療或化療後，元氣大傷，多半很虛弱，提不起勁，必須調養很長一段時間。所以，有時候外表看起來 OK，內裡還在復原中。

　　有人說動了子宮根除術後，跟生個孩子差不多，就像坐月子一般護理即可。其實是不夠的，我花了兩年才恢復正常體力。有時搭公車，或天氣變了，傷口癢得要命，都要強忍住，不好意思去抓；甚至大腿虛弱，抬不起來，走不遠，經常就得蹲在路邊休息，也不在乎好不好意思了。尤其是左大腿，手術後就變得麻木，沒有什麼痛感。

　　而我竟然很快去上班，同時，不曉得是誰調整座位的，我本來跟其他編輯在一間辦公室，竟被孤立在影印機邊的隔板旁，影印機的碳粉味道很不好聞，我卻被迫天天得聞。（有人說我的癌症復發，跟這個有點關係，但無法證實。可是嗅聞不好的空氣對身體總是不好的。）

　　照過放射線後，身體虛弱，我連走路都喘，別說跑步爬山，但又不能不運動，門診時醫生建議我：「有氧運動

最好，尤其是游泳，不費力，因為水有浮力。」我嘗試過後的確不錯，它就成為我經常的運動項目。

沒生病前，我喜歡出國旅遊，病後體力逐漸恢復後，每年還是至少出國一次，選擇空氣清新的歐洲，藉自助旅行來鍛鍊體力，連寄放行李的服務員都誇我是「super woman」。回國反而鬧過敏，長達三個多月，可見台灣的空氣品質真的很不好，所以，家裡只好裝空氣清淨機。

我不太相信偏方，尤其是要花大錢的，若有效，早就廣為流傳了。而一些坊間推薦的中藥，對我的體質不適合，不是吐就是腹瀉，漸漸的，我就放棄了。但是我把握一個原則，不吃太油膩的（例如牛排、油炸食物），或是醃製食品，同時多喝水，幫助體內新陳代謝。

如果癌友跟家人同桌吃飯，又不想造成家人麻煩，不妨放一碗開水在旁邊，用來過濾菜餚中的油膩。偶爾我必須跟朋友聚餐，或是參加喜宴，我都是這麼做，不一定要把自己隔絕在社交場合之外。太寒涼的蔬菜水果也要少吃，例如西瓜，我每吃必腹瀉，所以，該怎麼吃怎麼戒口，還是要多聽聽醫療團隊的意見，或是請教營養學家，不要道聽塗說，把原本虛弱的體質搞得更糟。

101 的深情告白

　　過去太忙碌，躺進醫院之後，才有比較多的時間沉澱自己。我常常望著身邊的人來來去去，心裡真正的恐懼、慌亂、思維，有誰會懂？一丁點小事情就讓我難受、一丁點有趣的事情，也會讓我開心，整個人變得更加敏感，彷彿全身每一個毛孔都打開來了，想得很多很多。上帝知道我很難過嗎？如果即刻離開這個世界，有什麼不捨？我有什麼遺憾嗎？想要見到什麼人嗎？

　　《那 5 個畫面的祕密》作者李鼎，當他漸凍人的爸爸過世後，他開始展開旅行，尋找跟爸爸的過往足跡。他提出一個問題，若今生到此為止，最難忘的一次旅行是什麼？

　　雖然我去過世界上許多國家與城市，舜子幾乎很少同行，但是我忽然想起罹癌後某年的結婚紀念日，他開車到

陽明山仰德大道，因爲不是假日，人跡很少，天飄著微雨，有些寒冷，他把車停在路邊一棵大樹下，然後，很不浪漫的他，就睡著了。不多久，我望見樹上一朵朵的白花飄下，一片片一瓣瓣，彷彿雪花，鋪滿整個車頂，我好像被花埋了。如果我離開世界時，就是如此浪漫，沒有哀傷、沒有重擔，只有美麗，然後靜靜睡去，多好啊！

　　癌症之後，除了恐懼之外，也有許多美麗遭遇。上帝其實對我不錯，雖然沒有享受到父愛，總在不同階段、不同時期遇見對我好的男生。學生時代的多年筆友劉定霖竟然來看我，他的出現，喚醒我的過去，當年，那些北一女同學埋首書堆中拚聯考，我卻興奮在成堆的筆友來信裡，交筆友這件事讓我明白，我最大的遺憾雖然是沒有考上台大，卻擁有了許多台大學生沒有的記憶。

　　更大的驚喜是，小學同學也是我鄰居的袁大乘找到我公司探望。小學六年級時，我突然要轉學讓他很生氣，也想跟著我轉，我想盡辦法不讓他跟著我轉學，但也好氣他，爲什麼不早點對我友善？還常常欺負我。袁大乘當年是否像吉伯特喜歡紅髮安妮般暗戀我？我眞的很想知道答案，可惜初一那年他卻全家移民美國。

　　世界即將毀滅，面臨告別的那一刻，你最想跟誰在一起？我們總以為自己不會死，或是不敢面對死，卻忘了，死亡是每個人的必經之路，於是什麼話都沒有先說出來。任何時候都應該跟身邊的人說心裡的話，才沒有遺憾，說不定，有一天，他比你更早就不在了。

　　小莎國二那年，爸媽離婚，她被媽媽送到澳洲雪梨念書，皮膚白皙的她，有一頭濃密的黑髮，漂亮的她略帶著東方女孩的嬌羞，笑起來時，卻透著一點淡淡的憂鬱。小莎的成績中等，也有幾位要好的同學，每年放假，她很少回台灣，大都是留在寄宿家庭裡，或是到其他城市旅行。偶爾媽媽來探望她，總是來去匆匆。

　　小莎十七歲的秋天，練習體操鞍馬時，因為頭部突發劇痛，意外翻身落地，小腿骨折，送往醫院救治時，她依然不斷喊著頭痛，甚至輕微的嘔吐。大家都以為她是跌倒造成輕微腦震盪，未料，卻發現她的腦部長了一顆腫瘤，為了照顧方便，小莎媽媽決定請校方安排，緊急送回台灣。

　　住進醫院以後，經過詳細檢查，確認小莎的腦瘤位置不宜開刀，只能嘗試以放射線治療，看看是否能夠讓腫瘤

縮小。小莎媽媽開設服裝公司，經濟能力不錯，她讓小莎
住進豪華病房，請了特別看護，她自己也是每天早中晚盡
可能陪伴小莎。她每次問小莎：「需要什麼，告訴媽媽，
我一定去幫妳買。」

可是小莎都不說話，甚至醫護人員問她話，她也是兩
眼空洞，凝視遠方，不發一語。媽媽心急如焚，不停哭
泣，旁人見了勸媽媽：「小莎可能是受了驚嚇，無法接受
這個事實，過一陣子就好了。」

「早知道我就不要送她去雪梨，她一個人那麼孤單，
一定是心情不好才變成這樣的。」媽媽不斷怪責自己。

「不是這樣的，小莎媽媽，妳不要哭了，這樣會嚇到
小莎的。」特別看護比較有經驗，不斷勸阻她。

小莎撇撇嘴角，心想現在才後悔，有用嗎？媽媽根本
就是偏心，只愛弟弟，把弟弟留在身邊，卻把她送得遠遠
的，就為了她長得像爸爸，那個讓她咬牙切齒的男人。媽
媽現在才開始想要愛她，太晚了，她要死了，她的頭好
痛，止痛藥藥效快要消失時，她就痛得好像頭要炸掉，視
線開始模糊，耳朵也偶爾失去聽力。她清楚知道自己的生
命期限就快到了。

　　聽到媽媽跟別人講手機，知道爸爸已經另外結婚，他不愛媽媽，也不愛小莎和弟弟，所以也不打算來探望小莎。她覺得大人都好虛偽，當時爸媽離婚，爸爸還摟著她：「我的小公主，爸爸找到新家就會來接妳，要乖喔！」可是，等了又等，卻在她最需要爸爸愛的時候，爸爸拒絕來看她，大人的世界她不想懂，就讓她靜靜的離開人世吧！

　　唯一讓她有一點點好心情的，就是病房窗外的景觀視野，可以望見世界第二高樓的台北 101，有人說它曾經是世界第一，排名第幾不重要，能陪伴小莎的，就是她心中的第一。聽說每年跨年有煙火，比雪梨的煙火還漂亮，她可以看到嗎？

　　現在已經是十一月，溫暖的台灣開始有著些許寒意，過了感恩節就是聖誕節，她本來約好去墨爾本的同學瑪麗家過聖誕，眼看要泡湯了。同學的哥哥好帥，叫做安德烈，很關心她，週末會找她一起騎單車，教她直排輪，陪她到動物園看無尾熊。因為安德烈的爸爸當年是小留學生，娶了澳洲女孩，所以懂得小莎的孤單，經常提醒安德烈、瑪麗兄妹要善待小莎。他們曾彼此相約，將來一起念

雪梨大學……想到這裡，小莎忍不住流下眼淚。

　　「有什麼我可以幫忙的？」床前出現一位有著甜美笑容的大姐姐，梳著馬尾，晃啊晃的。

　　特別看護一旁介紹：「她是醫院裡的志工，想要跟妳聊聊。」

　　小莎仔細打量她，眼神之中充滿善意與溫暖，感覺出來她不是做作的，也不像媽媽的一些朋友嘴裡說關心，眼裡卻透出無奈與不耐。小莎沒有用背對表示拒絕，於是大姐姐坐下來自我介紹：「妳可以叫我平安姐姐，我要跟妳說一個愛情故事。我的男朋友前兩年罹患癌症，當時很多人關心我、安慰我，讓我走出悲傷，所以我也要幫助別人。妳知道嗎？當時醫院裡的人，幫我們策劃了一場求婚儀式，他就在頂樓跟我求婚，妳看，這是他送給我的戒指。」平安姐姐眼眸含著淚光，揮動她的右手指。

　　「好浪漫啊！」小莎終於說話了。

　　「是啊！他的愛繫在我手上，我就不會害怕了。」

　　就這樣，小莎跟平安姐姐成了朋友，每天都期待她的到來，平安姐姐透過聊天，引導小莎說出她的想法，小莎說她最愛「小王子」的故事，「我蒐集了好多小王子的物

品，有杯子、筆記本、畫冊、小毛巾，我常常想，我是小王子心愛的玫瑰花，還是陪伴飛行員的小王子？」

「不管是誰，妳的心一定知道，妳要相信妳的心，而不是妳的眼睛。」平安姐姐說。

「我如果到天堂去了，我的所有小王子就送給安德烈，我相信他會善待它們的。」

平安姐姐這才知道她喜歡安德烈，她順勢問：「爲什麼不留給妳媽媽或弟弟？」

「媽媽只喜歡弟弟，他們有彼此就夠了，怎會需要我？」小莎開始哭泣，她第一次說出心裡的眞實感受：「媽媽偏心，把我丟到澳洲做小留學生，卻讓弟弟陪在身邊。」剛到病房門口的小莎媽媽在門外哭著，她好想衝進病房告訴小莎，送她去澳洲念書，就是因爲太愛小莎，不想讓她看到爸媽吵架，因爲小莎比較敏感，爲了爸媽鬧離婚，常常半夜做惡夢哭醒。可是，這時候的她不敢說，擔心小莎誤以爲她是編織故事討好她。

當小莎愈來愈痛，必須用嗎啡止痛才能入睡，並且開始嗜睡，平安姐姐勸小莎媽媽，「再不跟她說心裡的話，就來不及了。」

「我不曉得怎麼說？」小莎媽媽不斷啜泣著：「我以為還有很長的時間來彌補，怎麼知道……？她才十七歲啊，老天怎麼可以這樣殘忍？」

「我幫妳禱告，求上帝給妳智慧的話語。其實，最真誠的話就是最棒的話，就跟她說妳愛她，讓她帶著愛離開。」平安姐姐以過來人經驗說。

於是，小莎媽媽趁著小莎精神好的時候鼓起勇氣跟她說：「不管妳相不相信，雖然我跟妳爸爸離婚了，我到現在還愛著他，謝謝妳長得這麼像他，尤其是妳的眼睛，讓我想起跟他第一次約會去的澄清湖。」

這讓小莎好意外，她翻過身子，用盡所有力氣說：「妳騙我？妳根本不愛爸爸，也討厭我，所以把我送走。」

當媽媽哭著把她發現爸爸外遇，兩人吵著要離婚，後來決定送走她的始末，一五一十說出來：「如果可以交換，我寧願生病的是我，不是妳。」多年的誤會冰釋，母女兩人相擁而泣，小莎望著窗外的台北101摟著媽媽：「我想我沒有機會長大，讓男生跟我求婚，可是，我好想去101的頂樓，跟電影情節一樣，好像我要跟喜歡的人相約見面，那樣好浪漫啊！」

　　媽媽和平安姐姐費心安排，獲得醫院同意，陪著小莎坐輪椅去 101。媽媽把小莎打扮得十分漂亮，戴著帽子、手套，包裹得很溫暖，小莎笑著說：「媽媽，不要把我裹得像粽子。」

　　「那裡風大，不要凍著了。」

　　仰望 101 高樓，仿效竹節的設計，一截截往上堆高，小莎覺得 101 好像通往天堂的高塔，最高層的地方是否最接近天堂呢？

　　在五樓買了入場券，排隊的民眾很有愛心，讓小莎直接插隊排到第一位，小莎和媽媽不停說謝謝，媽媽親吻著小莎的臉，小莎的臉龐因為興奮而微微泛紅。一層層上去，電梯好快，小莎緊張得握緊媽媽的手，想著，有一個愛你的人，可以握住你，真好，即使此刻離開，她也不會害怕。電梯鏡面不斷顯示高度，直達 89 樓，只要 37 秒，每分鐘上升 1010 公尺，小莎現在好快樂好幸福，她真希望上天堂不要這麼快。

　　電梯門開了，小莎望著前方的一大片一大片玻璃，媽媽問她：「我們去西邊好不好？這時候太陽快要下山，風景很美。」轉到西邊的窗前，讓小莎大大驚訝的是，她竟

然看到安德烈拿著一束花，含笑而立，就像電影裡演的一模一樣。

「你怎麼會來的？」她摸著臉頰，尷尬得回頭問媽媽：「妳都沒告訴我，我都沒有打扮，我的臉會不會太蒼白？」

媽媽撫摸她的臉頰：「妳永遠是我最美麗的女兒。去吧！」

小莎開心的讓安德烈推著她的輪椅，一邊跟他介紹高樓之下的建築物，一邊說著分別後的種種。

媽媽見小莎笑得那麼燦爛，跟平安姐姐相視一笑，平安姐姐拍拍媽媽的肩膀，媽媽含著淚不斷點頭：「謝謝，謝謝妳的幫忙。」媽媽告訴自己，不管小莎還能活多久，她要讓她每天都快樂，再也不要把女兒從身邊推開了。

以病爲師

罹癌前，為了繳房屋貸款，是我最忙碌寫稿的時候，加上公事繁重，我幾乎很少有時間跟兒女說話。

我術後在家休養，有一天陪兒女去游泳，我坐在池畔讀書，只見兒女不斷回頭看我，沒有專心聽教練教課。休息時，我問他們：「怎麼不專心學游泳呢？」女兒膽子比較大，她小聲問我：「媽媽，妳等下會不會去上班？」他們好怕我像平常一樣，清早出門上班，很晚才回家，回家也很少跟他們說話，我會這樣長時間陪他們，對他們來說太不可思議了。我當場幾乎掉下眼淚。之後決定辭職，為了陪伴兒女長大，也是主要原因之一；因為等到孩子真的走開，很難找回來。及時說愛、及時表達愛，是非常重要的。

家有癌症患者，最難面對的就是「道別」這件事，何時說道別，問他關於離開以後的事情，或是重要物品放在哪裡？如果之前沒有寫遺囑，喪葬事宜要怎麼辦？尤其是財產分配更難啟口。

　　當然，有人迷信，說了告別就會死，好像咒詛病人或希望他死掉。其實不說告別才會有遺憾。要知道，不只是癌症，許多手術本身也有危險，併發症更是突如其來。

　　在病患清醒時，可以問他有什麼心願？最喜歡的衣服是哪一套？希望葬在哪裡？有個癌症女孩的爸爸，向來害羞，可是他只要看到女兒，就不停說愛她，還幫她拍美麗的沙龍照。因為他擔心女兒隨時可能昏迷離去，他不要有任何遺憾。之後，他的女兒就在他下樓買餐點時，在睡夢中離開。

　　有一位朋友，因為孩子的腫瘤手術太危險，於是在開刀前跟他告別，讓孩子知道，萬一發生什麼事，他只是先到天堂一步，爸媽以後還是會跟他見面。如果他要受洗，可以邀請牧師祈禱，行點水禮，讓他知道他要去的地方在天上，他就不會害怕。

　　如果選擇手術前道別，請不要在手術前一晚，萬一太激動，睡不好，影響精神或體力。不妨提前一晚，只有親密的家人在場，例如爺爺或外婆，或姑姑、舅舅，他最喜歡的家人。聽著聖詩輕柔的音樂，讓彼此安靜，說說心裡的話，告訴病人：「我們都好愛好愛你。」

演一場快樂天使的戲

　　癌症病患原本以為，當醫生認為手術成功、放療或化療效果很好，癌細胞全數被殲滅，一切就沒有問題了。哪想到癌症的後遺症還真不少。疑神疑鬼是一種，只要哪兒不舒服，就認為自己是癌症復發。有的人是自認變得無比嬌弱，所以什麼事情都不能做，甚至足不出戶。

　　我呢？雖不至於把自己關在家裡，但是頭幾年，即使定時追蹤檢查，明明醫生說沒事了，還是會一下子骨頭X光、乳房攝影，或是驗驗血液中的癌症指數。更糟的是，恐慌症開始找上門。之前並不知道自己有恐慌症，直到我去看一部極其賣座的電影，全場滿座，我看到一半時，突然坐立不安，慌到極點，覺得整個戲院要塌下來了，我無法呼吸，只好放棄電影跑到戶外。當我要過馬路時，走到路中央，卻渾身僵硬，無法動彈，望著綠燈變紅燈，我呆

立在十字路口，一動也不能動，好擔心車子這麼撞過來，我卻無法逃避；幸好有位路人發現我不對勁，扶著我趕緊過完馬路。

我這才知道，自己罹患恐慌症。原來，我學生時代就發作過，只是不嚴重，也就沒太注意。而現在，癌症的恐懼讓恐慌症得到滋養，威力大增，嚴重的時候，一天發作好幾回。若是半夜，我會嚇得無法睡覺，以為自己要死掉了。只好叫醒舜子，舜子擔心我會發生意外，又叫醒住隔壁的媽媽，一起到醫院掛急診。

這麼折騰幾回，舜子和媽媽都要瘋了，他們以為我是荷爾蒙缺乏，導致的心慌意亂，我卻沒有明說。擔心恐慌症必須吃藥，跟憂鬱症一樣，有了依賴性，從此離不開藥物；更怕他們把我當病人，從此限制我行動，只好悄悄瞞下。甚至發作時，不再告訴他們，自己想辦法面對。幾年下來，雖然恐慌症沒有完全離開，我已經找到對付的方法。

罹患癌症之後，我發現，我們真的「成了一台戲」，有時候為了讓照顧者及被照顧者都快樂，只好說謊話，甚至隱藏真實情緒。

　　例如照放射線時，明明身體虛弱，累到不行，回到家，卻要假裝神采奕奕，趁家人不注意，才偷偷躲到臥室床邊休息。只要聽到舜子或媽媽的腳步聲，我就立刻翻身坐起，假裝在地上找東西。實在好辛苦。甚至擔心家人難過，或是說了他們也不見得懂，我索性閉嘴，把不快吞進肚子裡。他們不知道，很多夜晚我獨自起床哭泣，在兒女房間遊走，偷偷親他們一下，擔心再也看不到他們。

　　我始終認為，他們的快樂是我的責任，我只好選擇委屈自己。

　　病友艾琪卵巢癌開刀之後，看起來恢復得不錯，可是，她就是覺得渾身不舒服，這裡痛、那裡痛，又好像身體裡住著一群小搗蛋，經常趁她不注意，就興風作浪。她跟丈夫說：「我要去醫院檢查，可能我骨頭裡長了壞東西。」

　　骨頭檢查完，一切沒事，艾琪又會說：「我最近常常頭痛，可能腦袋裡有腫瘤，我要去做腦部斷層。」因為檢查太多，醫生說已經超過身體可以承受的安全劑量，艾琪就換一家醫院檢查，甚至自費也在所不惜，似乎她只能靠

著每次檢查報告正常，過幾天平安平靜的日子。

　　丈夫警告艾琪：「照那麼多放射線、輻射線到妳身體裡，搞不好比癌細胞更可怕，傷害更大。難道妳要像那個愚蠢的女明星，為了害怕乳癌就割掉乳房，那害怕腦癌怎麼辦？還要割掉腦袋啊！」

　　「我死了，你不就輕鬆了。」艾琪脫口而出，看到丈夫的臉色一沉，她就後悔了。她應該找點事情來做，就不會滿腦子塞滿癌啊癌的。記得有位插畫家，從未學過繪畫，只是到社區媽媽成長班學習畫樹葉、水果，竟然出版圖文書，讓她十分羨慕，於是，也到社區媽媽班報名。

　　上了幾次課，艾琪畫起圖來恍恍惚惚的，但是，至少處在人群裡，讓她覺得稍稍安心，而且這些人不知道她罹患癌症，就不會不斷問她：「最近身體好不好？」這天老師要他們畫的是自畫像，艾琪望著鏡子裡的臉龐，什麼時候冒出黑斑？眼角有了皺紋？連臉頰都乾燥脫皮了？

　　突然，不知道從哪裡傳來好像叫著她名字的聲音：「艾琪、艾琪！」她順著聲音走過去，靠近陽台的地方，探身向外張望，猛然間，同學在她身後大叫：「艾琪！小心！」她整個人被同學用力的拉了回來。

原來，她不知不覺探身出去，差點掉下樓，她慌慌的離開教室，跑去醫院掛號，醫生說她大概是恐慌症，開了一些藥給她，她卻在離家前一條巷子，把藥通通丟掉。

大概是社區媽媽班把艾琪差點掉下樓的事情告訴她丈夫，於是丈夫把艾琪的爸媽接到家裡來，也沒揭穿，只淡淡的說：「爸媽想念外孫，所以過來住幾天。」

艾琪心裡有數，她已經嚇到家人了，他們更擔心艾琪連自己都無法照顧，怎麼照顧還在念小學的孩子？家裡多了爸媽，艾琪變得更緊張，雖然媽媽會做飯，可是她看得出來，爸媽十分憂心，望著她的時候，充滿憐憫。她提醒自己，不可以再恍恍惚惚，要振作起來，就當是在爸媽面前演一齣戲。

艾琪到臥室裡化了妝、搽上口紅，當她用小指頭抹匀唇膏時，不由想起她高中時的一幕，話劇社臨時需要一個角色，一個受虐的女人，演員臨時生病，晚上演出在即，同學找她幫忙，跟她說：「沒有台詞，只要化了妝，對著鏡子落淚，然後喃喃自語就好了。」她臨危受命，臉上塗抹著油彩，權充是丈夫凌虐的傷痕，沒想到，她的演出得到好評，她就一路從高中、大學都參加話劇社，畢業後工

作忙碌，也就忘了自己演出過許多舞台劇。

「從現在開始，我即將演出一個快樂的天使，到處送快樂給別人。」艾琪告訴自己。她決定請爸媽出去吃飯，請他們看電影，開心的跟他們聊小時候的趣事。跟兒子的學校輔導室聯絡，她願意擔任說故事志工，同時教學童演戲。丈夫納悶的追問：「醫生是不是開了什麼不一樣的藥給妳？」

她笑嘻嘻的說：「沒有啊，醫生說我好得很。」

這麼演了幾天戲，家裡的氣氛好多了，爸媽也不再小聲說話，為迷失又復回的女兒高興，可是艾琪的壓力卻好大。夜裡，她又開始不舒服，心跳加快，呼吸困難，她急忙衝到浴室，用涼水拍打臉龐，還是沒有用。縮在沙發角落，大聲喘著氣，猶豫著要不要打 119 ？突然丈夫的臉冒了出來，關心的問：「妳怎麼了？是肚子不舒服嗎？」

艾琪不敢說自己的恐慌症發作，怕要嚇到爸媽，只好順著丈夫的話說：「可能是晚上吃壞了，肚子痛。」如果仔細聽，聽得出她的聲音都在發抖。丈夫卻沒注意，拿了一條小電毯給她：「搗著肚子熱敷一下，應該會好一點。」這麼一打岔，意外的，艾琪的恐慌不見了，她輕聲的啜泣

著，免得被丈夫聽到。

　　剛結婚那幾年，小姑住在她家，艾琪辛苦的幫小姑準備便當，幫她刷洗牛仔褲、沾了月經的衛生褲，她都沒有抱怨。她知道丈夫愛家人更甚於她，所以她選擇不說，免得小姑反將她一軍，日子更難過。終於熬到小姑出嫁，以為丈夫會對她好，結果還是我行我素，她罹患癌症動手術，他也沒有多照顧。這回，似乎是他第一次示好。回想起來，原來過去那些年，她已經開始演戲，演一個快樂的小妻子。

　　娘家爸媽住了兩個星期，見艾琪也還正常，決定打道回府，艾琪這才鬆了一口氣。未料，經過客廳時，卻聽到丈夫手遮掩著話筒講電話，緊張又小小聲的說：「我太太不曉得是不是瘋了？癌細胞好像跑進腦袋裡，整天奇奇怪怪、瘋瘋癲癲的，你太太那時候會不會這樣？」

　　艾琪百般無奈，只好決定繼續演戲。第二天就先換了新髮型，去醫美診所做了微整形，買新款式的服裝，彷彿扮演一個知道丈夫外遇的妻子，原本是歇斯底里想要把丈夫搶回來，後來乾脆置之不理，決心把自己過好。外頭的恐怖情人覺得不好玩，嚇不了她，就放過她，離開她走

了。

白天她就這樣玩得開心，只有家裡沒人在，她才可以放鬆喘口氣，慢慢的，恐慌的次數減少了，可是，也不盡然全好。某個下午她突然發作，大口喘氣，放聲哭泣，哭得滿臉是淚，沒想到兒子考試提早放學，看到她狼狽的模樣，嚇得手足無措：「我要打電話給爸爸，爸爸說只要看到妳哭，就要趕快告訴他。」

「別打，別打，傻孩子，媽媽在練習演戲，附近文康中心母親節要演戲，找我去客串。」艾琪連忙胡謅著。

兒子不疑有他，回房去了，艾琪卻禁受不住，正要衝上大樓頂，記起網路上恐慌症過來人提醒，發作時千萬不要把自己放在危險的地方，她只好往樓下跑，跑到附近公園的便利商店，希望人來人往可以沖淡她的恐懼。

就這樣四處躲藏，直到有一天，艾琪覺得累了、乏了，她不想演戲了，只好老實告訴丈夫，她其實很不舒服，常常發作恐慌症；甚至一股腦把她當初照顧小姑的怨氣，也發洩出來。「我不要再那麼緊張過日子，為了別人假裝快樂。」

丈夫的回答卻讓艾琪大感意外，「我知道妳不喜歡我

小妹，所以我才介紹同事給她，讓她早點結婚搬出去。妳
不需要假裝啊，否則我們也不知道怎麼幫助妳。」

　　太好了，艾琪終於可以眞正的放下重擔，眞實的做自
己，她可以大喊大叫，也可以大哭大鬧。就在這一刻，她
卻突然發現，自己已經哭不出來，原來，她早就忘了怎麼
哭。

以病為師

　　癌症手術後第二天，許多人來看我，其實我很虛弱，根本沒力氣說話，卻不好意思請大家走，只好臉上堆著笑，應付幾句。

　　最記得一位保險業務員朋友，一直跟我談保險，我剛開完刀很需要休息，直接就說我已經沒有資格投保了。她卻說：「妳家人可以投保啊！」啊？什麼節骨眼，她竟這麼不識趣！而且還不斷跟我媽媽說她可以陪我，就這麼吵了我許久。

　　探病要懂禮節，從此之後，任何人開刀動手術，我都不會在開刀當天探訪，一定先詢問家人，不希望有人像我一樣，癌症開刀還要顧著演戲。不過，演戲也有好處，舒緩彼此的緊張關係，甚至帶來改變。

　　有位重病的日本婆婆，為了怕女兒難過，決定不跟她吵架頂嘴，可是又忍不住。每次情緒上來，她就假裝自己失智，裝迷糊，也就吵不起來了。母女因此度過快樂的兩

年。

「生病的人是老大！」你這樣認為嗎？

所有人都要聽病人的，看病人的臉色？因為病人最可憐！要知道，家人有他們的生活、工作或是婚姻要照顧，病人即使不滿意、生氣，還是要體諒他們，主動做一個快樂的病人。找一些讓自己開心的事情去做，找老朋友、唱歌、跳國標舞、聽平劇、學畫畫，或是去旅行，都可以。

當然，有些癌患家屬不曉得如何跟病人說話，非常困擾。因為多數的癌友，敏感，多疑，不希望被否定，也不希望被冷落。何時讓病人安靜，何時陪伴他，的確很難拿捏。

舉例來說，病人如果突然說想要賣房子，搬去東部住，你要先了解他的真正意思，他是否只是想躲開大家的關注，不希望大家天天追問他好不好？或是，他想要安靜一下思考未來？還是他覺得住家附近的空氣品質不好？不妨帶他度個假，不一定真的要賣屋換屋，說不定過一陣子他就後悔了。

末日情書

　　很多話要說出來，不容易，如果用寫的，可以慢慢想、慢慢整理。尤其是我，個性急，想要勒緊舌頭，常常不經意間就傷到別人，偏偏說出口的話，如覆水般收不回來。怎麼辦呢？如何解釋呢？要不要解釋呢？

　　一場癌症把我嚇到了，我才體悟到，死亡不是老人的專屬權利，年紀輕輕也可以被癌細胞相中，騷擾我們。如果有什麼誤會，不趁早解釋清楚，就要隨著我們的離去成為懸案，對方一輩子誤會我們，我們走得也不心安，誤會忍得愈久，愈不知道如何說。尤其是該道歉的人，沒有道歉，對我來說，最難過。所以，我曾經跟被我言語傷害的年輕人道歉，也曾經跟誤會我的人把話解釋清楚，至於對方要不要原諒、要不要相信，那是他家的事，我至少良心平安。

　　曾經有回出國前，我跑去醫院跟掛號小姐道歉。為什麼？因為那陣子公私兩忙，我到醫院辦理重大傷病卡，對方不願意配合，我就罵了她一句不好聽的話；才說完，就後悔了，當時離開醫院，還一直懊惱著，卻又沒臉回頭道歉。直到出國前一天，我想，萬一飛機失事，我回不來了，豈不是永遠沒機會道歉？所以，我鼓起勇氣找到那位小姐，跟她說對不起。

　　她楞住了，不記得我是誰，但是我自己知道，我不要欠下這樣的債。既然連陌生人我都那麼重視，自己的家人呢？於是，我很慎重的提起筆，一筆筆、一句句，寫下心裡的話。

　　我寫給媽媽，感謝她多年的辛勞付出，耐心照顧我，更對媽媽為我們犧牲愛情，守寡至今感到抱歉，希望她能找到一位老伴。

　　我寫給舜子，謝謝他結婚以後，挑起百分之九十的家事，家裡得以窗明几淨，都是拜他所賜，讓我可以有時間寫稿。

　　我寫給兒子，對他有諸多提醒，他粗心大意，做事往往一陣子熱，希望他能夠多點自信，堅持到底。

我寫給女兒，則有幾分不捨，她的個子嬌小，擔心她吃虧，懂事的她，常把苦處壓心裡，希望她要懂得傾吐，不要自己傷著。更希望她找個貼心好伴侶，不要像家族裡許多女人，婚姻不幸福。

我也想到安息禮拜，幻想那一場葬禮，按照我的意思，安排主持人、證道的牧師、司琴、詩班，序樂是〈奇異恩典〉，會眾唱手術時安慰我的詩歌〈必有恩惠與慈愛〉，詩班獻唱我自己創作的詩歌〈你要到哪兒去？〉、〈只是睡了〉。另外，以姬百合搭配茉莉佈置教堂，送給每位來賓一盒我最愛的鳳梨酥、茉莉花茶。然後，將我樹葬在桂花樹下。

死亡，總要面對！死亡，只是形體的結束，卻是心靈自由的開始。當一切都已先鋪陳好，似乎，死亡的恐懼也淡了一些。

那年愛桂知道自己罹患癌症時，她的女兒小月只有兩歲，每天咿咿呀呀愛說話，唱著五音不全的歌，每次都把愛桂逗得笑出眼淚。若不是生下小月，她真不知道自己怎麼活下來。

小月的爸爸是愛桂的公司主管大剛，他十分照顧剛從

專科畢業的愛桂，不時買早餐或午餐給她，知道她生病感冒，提了補品到她的住處，親眼見她睡著，才放心離去。這麼體貼的男人，讓從小失去父親的愛桂覺得溫暖，暗自決心要嫁給他。

一個颱風的夜晚，突然斷電，屋裡一片漆黑，愛桂嚇得躲在屋角哭，這時，大剛趕到了，送來手電筒、蠟燭，還有一鍋綠豆薏仁粥，同時，把她擁在懷裡安慰她。就是那晚，愛桂把自己給了大剛，報答他對她的溫柔，也無限甜蜜溫柔的告訴他，她以後就是他的人了，她會幫他生很多小孩，做他賢慧的妻。

大剛靠在床頭抽著菸，不發一語，愛桂覺得事有蹊蹺，問他，「怎麼了？」

大剛幽幽嘆了口氣說：「我已經有太太了。」

那簡直就是兜頭一盆冰水，愛桂把最珍貴的給了他，大剛卻是一個有婦之夫，她氣得一臉淚水縱橫：「那你怎麼可以追我？你是大騙子！」

「妳又沒有問我。我以為，現在的女孩都是這樣的，喜歡就在一起，不喜歡就說拜拜，誰都不欠誰。況且，剛才是妳自己投懷送抱的。」大剛把愛桂說得如此不堪，徹

底粉碎了她的愛情夢。

辭職離開那家公司不久，愛桂發現自己懷孕了，原本計畫把孩子拿掉，考慮了一星期，她幾乎每晚都夢見一個可愛的小女孩叫她媽媽，愛桂決定生下孩子，就是小月。當愛桂第一眼看到小月，就知道上帝沒有撇棄她，給了她一個天使，陪伴她。

她沒有告訴大剛那個可惡的男人，她決定忘了他，今後只有她守在小月身邊，照顧她，教導她不要被男生騙了。為了工作賺錢，她把小月託給鄰居保母，若不是被其他人揭發，鄰居保母迷信給孩子喝尿，孩子就會乖乖聽話，她不會氣得想把工作辭掉，打算自己全心照顧小月。

這份工作薪水普通，卻很辛苦，每天要站立很長的時間，努力推銷各種保養化妝品，老闆擔心只賣一個品牌不容易有業績，就代理許多品牌。於是，愛桂要不斷記住複雜的品相，還有它們的美容保養功能，以便推銷給客戶。

她的腰痠好一陣子了，以為是憋尿太久，腎結石發作，開始儘量多喝水，希望能夠改善，可是，腰痠依舊，買了成藥排石頭，也不見好轉。直到她開始食慾不振，甚至出現血尿，隔壁櫃檯的美娟勸愛桂去看醫生。

　　不看還好，一看讓愛桂亂了方寸，醫生嚴肅的說：「妳這不是腎結石，是腎臟裡長了腫瘤。」腫瘤是惡性的，幸虧發現得早，只要把腫瘤切除，可以保留腎臟。因為是腹腔鏡手術，傷口癒合很快。只是術後主治醫生卻提醒愛桂：「化驗結果，妳的癌細胞毒性很強，很可能再發，要持續追蹤，不要忘了。」

　　工作幾年來，省吃儉用，愛桂存了一些錢，但是，辭掉工作後，很快會坐吃山空，她淚眼汪汪的問美娟：「我怎麼辦？我難道看不到小月長大了嗎？」

　　美娟勸愛桂跟老闆談談，問看看是不是可以換做內勤工作，這樣比較輕鬆，對她的病體不致影響太大。不料這位老闆對待員工向來很摳，他雖然答應愛桂調職要求，卻硬生生把她的薪水打了折，又沒了業績獎金，收入少得可憐，她也只好接受。

　　未婚生子，讓愛桂很久沒跟家裡聯絡，幾乎斷了音訊。有天忍不住打了電話給妹妹，才知道媽媽因為想念她病倒了，她抱著小月回去，這回鐵了心，橫豎自己也不曉得還能活多久，且厚著臉皮請求媽媽原諒吧！

　　媽媽聽了，只是哭，哭了好一會兒才嘆著氣說：「早

跟妳說，外面壞人多，妳就是不聽老人言。我現在身體不好，也不能幫妳帶孩子，妳就拜託妹妹幫忙，兩個人一起住，既省錢，彼此也可以互相照顧。」愛桂鬆了口氣，媽媽總算是接納她，萬一她真的病倒，走了，至少她不會眼睜睜望著小月變成孤兒。

　　妹妹住的房子雖然也很小，硬是整理出一個空間，放了一張沙發床，讓愛桂母女有個容身的地方。床邊就是一扇窗，雖然看到的天空不大，卻讓愛桂的心變得開闊。

　　星星用光芒在天空作畫，雲朵用身影為天空寫信，她為什麼不用自己的筆，給小月寫信？這樣，萬一她提早走了，無法看到小月長大，至少小月每年生日，可以收到她的信和一份禮物，好像她仍在身邊陪伴她，直到小月找到另一半為止。

　　於是，她先觀察不同年齡的小女孩做些什麼、喜歡什麼，幻想那樣的場景，同時計畫著，如果自己還活著，每年要帶小月去不同的地方旅行。

　　她從小月的三歲生日開始寫起，她決定帶她去看跨年煙火，讓她明白，煙火雖然美麗，卻稍縱即逝，小月要懂得珍惜身邊的幸福。

　　小月四歲時，她計畫帶她去泰國騎大象，讓小月知道，人生道路有時如同騎大象，雖然顛簸不穩，多騎幾次就能駕輕就熟。

　　小月五歲時，愛桂讓她知道，外婆雖然嚴厲，卻有一顆溫柔的心，千萬不要被外婆的大嗓門嚇得不敢親近她。她離家太多年，失去許多跟外婆相處的機會，小月要替媽媽多愛外婆一點。

　　這樣一年年寫下去，在小月二十歲那年，她才說出小月的父親是誰，但是，她沒有留下姓名，因為這樣的男人沒有資格做她的父親。如果小月執意要去找他，那就祈禱愛桂那時還活著吧！

　　因為愛桂每天忙著觀察身邊的事物，尋找可以寫給小月的素材，她學著往前看，不再為過去的感情失敗而自責，她不怪媽媽逼她念不喜愛的專科，不氣爸爸長年離家，最後一去不返。她甚至把她說不出口的感謝與愛，寫下來。當她不再定睛在失去的東西，這才發現自己擁有的其實好多。或許是心情開朗，讓愛桂的身體愈見健康，她的癌症沒有復發過。

　　直到現在，十年過去，愛桂還是在小月每年的生日，

寫一封遺書給她。計畫還要寫多久？她不知道，因爲心中
的愛，湧流不斷，是沒有休止的。

以病為師

　　寫遺書很重要，尤其現在天災人禍多，以備我們隨時突然離開。不一定罹患癌症，任何人都可以先寫好，把心裡的話記下來。除了關於財產的交代，最重要的是情感方面的話。

　　曾經看過一部電影，兒子以為爸爸不肯定表現比較差的他，喜歡樣樣傑出優秀的哥哥，於是離家出走。透過回到過去的方式，他才明白，爸爸最喜歡的是他，他也是爸爸的遺產所有人。可是，一切都晚了，爸爸已經病入膏肓，他沒有時間愛爸爸，只來得及跟他說抱歉。

　　人世間就是不斷上演這樣的遺憾故事，父母太愛自己的面子，明明愛著孩子，卻硬要裝酷把孩子逼得遠遠的。有時候想想，癌症的確討厭，可是，又因為他的可惡，逼得我們去正視很多問題，甚至把自己的心掏出來檢視。

　　曾經有人事先為自己舉辦喪禮，聽聽親朋好友怎麼說自己？不希望等到我們死了，他們才對著我們的照片或骨

灰罈說愛我們。然而，果真舉辦這樣一場喪禮，又會聽到真心話嗎？何不在大家都健康時，相約吃頓飯、一起逛街，開心去旅行呢？

　　還是不好意思親口說「我愛你」嗎？請你把握時間，打開電腦，發封 mail 吧！覺得這樣沒有誠意，你就打開紙張，親筆寫下你心裡的字字句句，道愛、道謝、道歉或道別的話吧！

遺落夢境

　　我本來就是一個經常做夢的人，癌症手術前，望著手術室的一片冰涼，我緊張到不行，若不是一首詩歌〈必有恩惠與慈愛〉飛進腦海，安慰了我，我大概會立刻跳起來逃離。麻醉藥讓我獲得暫時的平靜，說也奇怪，整個過程沒有夢，腦海裡完全沒有任何印象，醒來，就已經在恢復室。

　　此後，我又照樣做夢，而且跟過去的夢內容完全不同。會是因為面對過癌症，我的潛意識被翻轉了？其中兩個夢，到現在還是歷歷在目。

　　其一，我在一座森林裡，經過溪流，聽到一陣嬉鬧聲，循聲而去，只見舜子和兒女正在野餐，紅白相間的格子餐布上，有一個籐編的餐籃，麵包、水果、零食……色彩繽紛。兒子爬到樹上搗螞蟻窩，女兒卻不見了，我正在

擔心，女兒跑回來說她去找綁頭髮的蝴蝶結了。我正要走過去，他們卻開始收拾善後，然後朝著跟我相反的方向離開。我著急的大聲呼喚：「我在這裡，等等我，等等我！」他們似乎聽不到我的聲音，愈走愈遠，留下慌亂哭泣的我，被驚恐淹沒了。

其二，夢到我的血壓突然降低，眾人幫我找來舜子，我正要跟他交代事情，一輛比子彈列車還要快速的火車把我載走了，車上有老有少。經過一座繁華熱鬧的城市，許多人蜂擁而下，我只是靜坐一隅。接著又到了一站，彷彿鑽石城，一池子亮閃閃的鑽石，許多人縱身一躍。直到列車抵達一站滿是楓紅的地方，我決定下車，卻看不到一個熟識的人。接待員領我到一棟大樓裡，我緊張的問：「怎麼沒有看見上帝？」我好怕自己走錯了地方。他淡淡的回了句：「上帝來過又走了。」

「我剛剛要跟我先生交代的話，還沒有說完，你可以轉告嗎？」

他搖搖頭，「來不及了，妳再也見不到他們了。」

窗外是濃密的雲霧，彷彿在天上的我，隱約看到距離遙遠的地上的舜子他們，不管我如何聲嘶力竭的喊叫，他

們卻再也聽不到了，我，真的跟他們相隔在兩個世界裡
了。

　　類似這樣的夢境，醒來，總是一身冷汗，臉上滿是淚
水。我起身，走過每個房間，摸摸兒子、親親女兒、聽聽
舜子的鼾聲，確定他們真實存在我的身邊。我好怕好怕自
己真的這樣死去。因為這樣，我寫過幾次自己瀕死的經
驗：獅頭山的車禍、碧潭的溺水……那幾次意外我都沒有
死，證明自己有機會活下來。而不是如同廟裡抽到的下下
籤，一張薄薄的紙，幾句短短的話，就決定了我們的命
運。

　　朋友的朋友嘉隆，發現自己罹癌的過程，確是運氣。
他平常率性而為，討厭有人東管西管，告訴他這不行那不
行，「什麼事情，自己開心最重要。」他總是這麼說。尤
其是他太太過世以後，更沒有人可以約束他。所以他五十
歲就決定退休，別人忙著排隊做全身健康檢查，他卻說：
「這筆錢拿去吃吃喝喝不好，幹嘛送給人，讓他告訴你很
好。」

　　他到醫院探視一位突然心臟病發的老同事，剛進電
梯，就昏倒了，身邊有人立刻扶住他，隨即送到急診室，

幸好及時救治，沒有發生不幸。如果早發作半小時，他剛好在高速公路上開車，肯定發生車禍，自己撞死也就罷了，萬一害得別的車連環車禍，豈不是罪孽深重。

可是，如果沒發現，就這麼倒下來死了，不曉得是福氣還是晦氣？診察結果，嘉隆是因為罹患食道癌，腫瘤壓迫到氣管，讓他一時呼吸不順而昏倒。怪不得這陣子以來，他覺得吞嚥困難，尤其是吃酸橘子、奇異果，喉嚨更是痛得厲害，還以為是感冒喉嚨發炎呢！

醫生跟嘉隆討論過後，建議放棄傷害比較大的胸腹內視鏡手術，採用食道內視鏡切除腫瘤、重建食道，然後再以放射線清除可能殘存的癌細胞。嘉隆實在不願意這樣折騰，本來不想動手術的，可是醫生勸他：「如果繼續惡化，會讓吞嚥更加困難，萬一食道或氣管破裂，也可能吐血，你會更痛苦。況且你目前的病情，還在可以處理的範圍內。」

嘉隆想想也對，若是不聽醫師的勸，萬一要死不活的拖著更受折磨，他可不想讓癌細胞這樣凌遲他。便接受醫生建議，辦理住院。嘉隆的一兒一女赴美留學後，就在那兒結婚生子、成家立業，嘉隆算算自己橫豎立刻死不了，

也不想麻煩兒女請假跑一趟，只跟昔日同事說了聲，麻煩他們餵食家裡的魚和狗。至於他自己，手腳都俐落，上下床如廁或洗澡不需要特別照顧，三餐吃醫院的伙食也就夠了。

　　麻煩的事來了，嘉隆開始頻繁的做夢，夢裡總是有人呼喚他的名字，循聲望去，他卻看不清楚那人的臉目。只知道是個女生，身材姣好的女生。莫非是白天他見到鄰床都有太太來照顧，心裡酸楚，所以日有所思、夜有所夢嗎？

　　可是，當他回到家以後，夢境繼續出現，當他從夢中驚醒，摸摸手腳都在，床頭鬧鐘指著三點，一時迷糊，不確定自己在哪兒？難道是死神召喚他？那為什麼不讓他在醫院電梯口暈倒時就把他帶走？太太已經先一步而去，該享受的、該做的事，好像都差不多了，也沒太多眷戀的，可是，這個奇怪的夢境，那個在夢裡始終不轉身的女生，到底是誰？攪擾得他幾乎無法平靜過日子。

　　整理回憶許久，他歸納出三個人選，青梅竹馬的小君、初戀情人的麗佳、跟他結髮的妻子慧敏，只要確定其中一個人還活著，就可以證實不是死神的召喚。

　　只是嘉隆不太會使用電腦，上班時，多半都是手底下的年輕人處理公文、企劃書，他只要審閱他們列印出來的資料。他不好意思把自己做夢這事告訴別人，只好到社區大學報名學電腦、網路，慢慢摸索。不多久，嘉隆在網路上找到一則美國大學的新聞，剛好提到小君的中國名字，看其中列出的小君過去的簡歷、長大以後的照片，依稀還有過去的模樣，沒想到她還是像過去一樣會念書，念到博士，難怪那時候小君爸媽不讓他們來往，嫌他沒出息，好像也對了一半。只是網路新聞裡提到，小君突然辭去大學院長的職務，卻沒有說明原因。

　　嘉隆身體一陣抽冷，難道是小君罹患癌症？他在這所大學的留言板留了話，請小君跟他聯絡。可是，等了好多天，都沒有消息。想打電話去大學詢問，自己的英文能力不佳，怕會鬧笑話，而且食道癌手術後，尚在恢復期，說話也很吃力。就在同時，嘉隆在臉書上找到了麗佳，麗佳用的還是她當年的英文名字 Caroline，所以不算難找。只是讓他驚訝的是，麗佳卻在臉書上分享罹患癌症的心得：

　　「昨夜我夢到罹癌的朋友死了，結果她就在今天凌晨過世，恰是我夢到她的時間。死的應該是我，怎麼會是

她？」麗佳這話是什麼意思？他忍不住留言問：「死的應
該是妳，什麼意思？」嘉隆在臉書上使用的是慧敏的名字
和照片，麗佳應該不認識，所以她沒有回覆。直到嘉隆表
明身分，麗佳才告訴他：「我的先生兩年前過世，我心愛
的老狗查理一年前過世，我一個人獨居，在洛杉磯，我活
著好像死掉一般。」

　　「怎麼不回台灣？」嘉隆問她。

　　「我的家在這裡，這裡充滿屬於我先生和查理的回
憶，我不可能離開。」當年理性甚於感性的麗佳，現在竟
然變得如此浪漫。嘉隆服完兵役那年，若不是麗佳考上托
福，執意離開台灣，跟他結婚生子的應該是麗佳吧！也幸
虧麗佳的離去，讓他認識了更愛他的慧敏。

　　嘉隆繞著圈問：「妳好嗎？身體都好嗎？」他總不能
直接問她是不是得了癌症？

　　「我現在走出來了，到醫院當志工，要把我先生沒有
活完的部分活下去。我如果回台灣一定去看你，我記得你
最愛吃牛排、炸豬排。」麗佳回覆他。

　　嘉隆卻沒有告訴她，他現在不能大魚大肉了，他每天
吃的就是布丁、奶酪、蒸蛋、糯米粥。但是知道麗佳很

好，他就放心了；這就表示夢境裡呼喚他的不是麗佳。

　　過沒多久的一天晚上，夢裡的女生竟然回頭了，是慧敏年輕時的模樣，笑得好開心：「嘉隆，你老了好多，我都不認識你了。」

　　嘉隆摸摸自己的頭髮：「我頭髮都白了，妳怎麼都沒變？還是一頭烏亮亮的長髮。」

　　慧敏繼續關心的說：「你不會笑了，我記得當初公司旅遊時，你笑得好大聲，還說沒有什麼可以煩惱你。我就是愛上你的笑聲。」他怎麼不知道這事，慧敏從來沒說過，嘉隆一直以為，慧敏是因為公司旅遊發生車禍時，他把她救出來，壓傷了腿，害他的腿變得有點跛，為了感激他的救命之恩，才做他的妻。

　　「你說，一條腿受傷了，還有一條健康的腿。」好奇怪，慧敏似乎窺知他的心思。嘉隆努力吞嚥著口水，發現自己的食道卡卡的，難道癌細胞又開始肆虐？這麼想著，眼前的慧敏身影慢慢變淡，終於消失。嘉隆慘叫著「慧敏、慧敏……」，醒了過來，身上的棉被已經滑落床下，身軀一陣冷，嘉隆猛然坐起，捏著眉心，自己到底怎麼了？

　　披衣走到客廳，扶起窗台被風吹倒的蘭花，嘉隆微微皺了下眉，窗子都是關上的，小狗也睡在他的床邊，這花盆怎麼會倒了下來？莫非，慧敏回來過？

　　都這麼多年了，他還要慧敏爲他煩心，眞是不應該。

　　拾起散落的蘭花，嘉隆凝視著掌心裡的花瓣，生生死死不也如同花開花落那麼自然，那他又何必爲著夢境而煩擾不安。況且，夢境只是另一個未知的、不眞實的世界，他應該爲著眼下的這個世界，快樂活著。

以病為師

罹癌之後，最怕的就是變得疑神疑鬼，擔心家人不愛、不理睬了，尤其是擔心丈夫或妻子變心，害怕癌症去而復返。就像犯下恐嚇、傷害罪行的恐怖情人，明明已經被警察抓走判了刑，竟然又越獄，在你家附近神出鬼沒，如影隨形，很難擺脫。

我也是不斷做惡夢嚇壞自己，也會患得患失，以為自己渾身都是癌細胞，以為癌細胞從此賴在我家不走了。為了不讓家人擔心，我只好學習跟癌這位惡鄰居和平共處，說也奇怪，漸漸的，那種讓我哭得死去活來的夢境，也就比較少出現了。

坊間研究夢的書籍不少，我以前也看過一些，後來發現，經常想到的人事物，或是我們關心的事情，的確會在夢境裡以不同方式出現。我們甚至還會預見沒有發生過的事。例如，我到大學註冊時，竟然發現那個校園我曾經去過，我告訴媽媽，教室後面有長長的走廊，事實上，我之

前從未去過那所學校。

　　不過，絕大多數的惡夢都不會變成真的，卻會因為我們太在乎，變得寢食難安。像嘉隆這樣找出答案，是一種方法，最好的就是把困境說出來，也可以去看看兒女，太壓抑自己對兒女或家人的思念，情緒會更不穩定。有位朋友最疼愛的兒子，請了半年假期陪伴他，癌症末期的他，在愛的滋潤下，竟然病情慢慢好轉，連醫生都覺得不可思議。愛，其實是最棒的良藥！

　　如果懷疑自己癌症再發或轉移請趕緊去看醫生檢查，總比自己胡思亂想把自己搞瘋了要好得多。我以前發現自己經期外的不正常出血以為是搬家太累，沒去看醫生而延誤病情。現在只要一點不對勁就去掛號檢查，我就是因為不斷高血壓，服藥也降不下來，意外發現另一個癌症。

　　即使被家人罵神經兮兮也沒關係，健康是自己的，自己要顧好。不妨找不會罵你、只會關心你的人陪同去醫院。像我每次追蹤檢查，最怕的就是斷層掃描、核磁共振，因為我有密室恐懼症，我把這事放在臉書上，引起很大迴響，網友們會留言說，他們也會害怕，如果我需要有人陪，他們可以陪我，好令人感動，對吧！

好好照顧他

不少人告訴我：「罹癌的人，飲食習慣多半也不合格。」想想有點道理，我跟外婆一樣，喜歡吃泡菜、豆腐乳這些醃製的食物。外婆愛吃熱燙燙的食物，我愛吃火辣辣的食物，我們的腸胃長年累月討饒，我們卻依然我行我素。我的公婆是客家人，他們也常吃醃製食物，公公肺癌、婆婆乳癌，多少有點關係。我在台大醫院放射科接受放射治療時，周遭也有不少客家籍患者。

治療期間，我問過放射科醫師：「什麼食物不要吃？」他只說了：「太油膩的。」例如油炸食物、牛排……。果然，我只要吃這些食物：炸雞炸魚炸排骨，必定腹瀉不已，到現在都是如此，連牛奶製品也承受不了。腸胃明白告訴我，這些食物不好，它們不喜歡。

外婆膀胱癌治療期間，我們問醫生什麼不要吃？他說

了一樣：「蔭豉。」那就是發霉的食物啊！至今二十多年，我跟蔭豉幾乎都保持距離，而豆腐乳、臭豆腐更是只敢偶爾淺嚐。難道是外婆遺傳癌症給我？因為我們倆都得了兩種癌症。媽媽除了高血壓，幾乎都很健康。她很注重我們的營養，從小我就是健康寶寶，是我自己不好，愛吃路邊小吃攤、吃泡麵、吃臭豆腐、臭蛋、臭魚，還喜歡熬夜。

　　這是我自己的責任，不怪外婆的遺傳因子，不是天譴，也不是上輩子欠了誰的債。醫生都不知道真正的原因，我們這樣東怪西怪是希望心裡平安嗎？是希望別人背書嗎？還是想把責任推給別人？這樣對治癌、抗癌沒有一點幫助，迫切該做的，就是重新整頓自己的飲食、生活。

　　碧莊的故事，就是一個提醒。她的爸媽欠下卡債，只好跟地下錢莊借錢，就此愈陷愈深，四處搬家躲避，討債的人總是有辦法找到他們。一天夜裡，討債公司在樓下狂按門鈴，爸媽把全部的燈都關熄，叮囑她們姊妹倆躲在衣櫥裡，不要出聲，碧莊緊緊抱著妹妹，身體抖索著，依稀聽到爸爸的討饒聲，似乎挨了揍，不斷哀號。

　　碧莊好氣自己不是男生，否則就可以跳出去保護爸媽。就在傳出一陣巨響後，媽媽匆忙隔著衣櫥跟碧莊說：

「好好照顧妹妹。」就沒了聲音，不久，外面恢復了寧靜。
又等了許久，妹妹碧君說要上廁所，碧莊才躡手躡腳打開
衣櫥門，臥室、客廳逐一檢查，爸媽和討債的人都不見
了，她們依然不敢開燈，擔心討債的人又回頭找上門。

　　等到天亮，鄰居開始走動，碧莊、碧君必須出門上學
了，這時傳來惡耗，警察又按門鈴又敲門，通知她們，河
裡發現碧莊爸媽的屍體，他們無法償還欠債，選擇拋棄兩
個女兒，投河自盡。碧莊只能怪自己沒有用，幫不上爸媽
的忙，爸媽的死，是她的責任。而妹妹，此後也成了她的
責任。

　　十歲的她，不管去哪兒，始終帶著九歲的妹妹，只要
有一塊餅，一定是妹妹先吃；只要有一件衣服，也一定是
妹妹先穿。她們跟著鄰居住在違章建築的小屋裡，平常撿
拾破爛、回收寶特瓶、在二手物品中尋找意外的寶貝，轉
賣了，她就把十塊錢十塊錢攢起來，存到郵局裡。

　　起初郵局辦事員嫌她存五十元、八十元的挺麻煩，直
到了解她們姊妹倆的故事，主動協助她們，甚至過年過節
送食物、二手衣給她們。就這樣半工半讀，姊妹倆陸續完
成學業，直到高職畢業。

　　碧莊在外忙碌，碧君也很懂事、乖巧，在家做家事，煮飯洗衣都難不倒她，就是不愛說話，碧莊經常發現碧君望著天空發呆，便問她：「小君，妳如果想參加畢業旅行，就去吧！姊姊最近值夜班，多賺了一些錢。」

　　碧君卻搖頭拒絕了，她喜歡待在家裡。碧君不愛出門，所以碧莊除了打工，也在家裡陪碧君。甚至爲了照顧碧君，她不約會、不談戀愛，拒絕自己喜歡的男生的追求。碧君聽說這事，常推著碧莊出門：「妳去，妳去，妳太辛苦。」

　　「不要，我要跟妳在一起，我要永遠照顧妳。」碧莊抱著妹妹，這是媽媽最後的一句話，也是留給她的遺言。回想這句話，似乎還能感受到媽媽隔著衣櫥的氣息，如果沒有妹妹，她怎麼會有力氣走到現在。

　　可是，不曉得爲什麼，碧君愈來愈蒼白，碧莊勸她多出去走走、曬曬太陽，她也拒絕了；碧莊從打工的餐廳帶回美味的食物，碧君卻只吃了一小口，就說她飽了。

　　「妳這樣的身體還說要去找工作，怎麼吃得消？」碧莊端起碗來，想勸妹妹多吃幾口。

　　直到碧君在公車上昏倒送醫，才知道碧君得了血癌，

而且是急性的白血病，必須接受骨髓移植。碧君抱著碧莊直哭：「我不要治了，那要很多錢，我是姊姊的擔子，我走了，妳就可以得到解脫。」

「妳不要說傻話，姊姊存了一筆錢，要帶妳去韓國旅行，看妳最喜歡的韓星。」碧莊這才知道，多年來，碧君把父母的死當成一種遺棄，她覺得父母不愛她們，所以她也自暴自棄，希望自己早點離開世界。

「對不起，對不起，是我不好，不了解妳的心。我們用這筆旅費幫妳治病，妳一定會好起來。」碧莊哭得無法自已，她不能讓妹妹離開，妹妹如果走了，她也找不到自己活下去的理由。碧莊去求醫生，用最好的藥物救妹妹，碧君卻拒絕去醫院，「我不要妳去借錢，像爸媽一樣欠債被討債，我要妳好好活下去。」妹妹說話的口氣像媽媽一樣。

碧莊受不了了，為什麼大家都選擇離開，讓她獨自痛苦的活著。她買中藥熬給碧君喝，碧君不肯張開口，她燉補抗癌食物，碧君也只喝一點點湯，姊妹倆相對飲泣，卻都改變不了對方的堅持。

碧君一天天瘦削、發著高燒，甚至陷入昏迷，胡言亂

語著，碧莊叫了救護車送她去急診室，醫生檢查完，對碧莊搖搖頭。她不停哭著，緊握妹妹的手，向著所有過往神明祈禱，只希望有人可以救救她的妹妹。兩天後，碧君離開世界，也離開她相依爲命的姊姊，才滿十八歲沒幾天，碧莊哭到沒有眼淚。回到她們租來的屋頂加蓋的小屋，在頂樓來回踱步，眞想一躍而下，結束她十九歲的生命。

當天空飛鳥掠過，她想起畢業時，老師說過的話：「每年候鳥千里迢迢到台灣過冬，當春天到來，牠們又成群結隊飛回家鄉，那一條漫長的路，要面對風暴、其他鳥類的侵襲，可是小小身軀卻勇往直前，直到飛抵家鄉。」

她難道連一隻小鳥都不如嗎？碧莊決定走一條不同的路，不要像爸媽、妹妹選擇逃避，她要試看看勇往直前的結果。不願想起過去的碧莊，用忙碌填補自己，她兼了兩份工作，日以繼夜的不停工作。有誰找她代班，她都答應，她再也不願意回到小屋做飯，那樣的飯菜香，會讓她想起妹妹。有時候走在路上，看到似曾相識的背影，碧莊會不顧一切追過去叫著：「小君，小君！」當碧莊發現那只是一個陌生女孩，她總是失落得靠在牆角啜泣。

不停的外食，麻辣火鍋、黑咖啡、泡菜麵、炸雞

排……，交替著吃，口味愈重的食物碧莊愈愛。一天清早，碧莊發現自己如廁時竟然便血了，同事建議她改吃比較清淡的食物後，出血情況改善不少，她也就不以爲意。直到她的同事看到新聞報導說，外食族罹患大腸直腸癌的比例很高，拖著碧莊一起做糞便檢查。

　　結果，醫生建議她們進一步做大腸鏡檢查，她的同事的大腸長了兩顆息肉，碧莊的息肉卻高達十幾顆，有些已經開始潰爛，明顯就是大腸癌，必須立刻手術，合併化學治療。

　　碧莊坐在頂樓小屋前，望著夜空黯淡的下弦月，這是命嗎？這是上天的咒詛嗎？她們一家的命運註定是殘缺的，連她都逃不過。

　　她在屋頂來回走著，不小心被磚塊絆了一跤，整個人撲跌下去，手掌心磨破了皮。那是她跟妹妹最後一次中秋烤肉時用來架高烤肉架的，她一直提醒妹妹要搬走，卻始終沒有移開過。她跌倒，是她的疏忽，不是磚塊的錯。

　　碧莊頓時恍然大悟，父母的死是因爲他們過度消費，欠下卡債，才被追討；妹妹的死是她太內向、太過憂鬱，無法釋懷父母的死。這些都不是她的錯、她的罪，也不是

她沒有保護他們、照顧好他們。正如同她這樣糟蹋自己，沒有顧好自己，不是命運的錯，都是她造成的。碧莊對著月亮宣誓：「我要活下來，我要把爸媽和妹妹沒有活到的歲數都活下來。沒有誰可以阻止我活下來。」

　　手術前，碧莊特地到靈骨塔去看妹妹，天空很藍，走了一段路，她流了汗，有點喘，但是，臉龐卻被太陽曬得暖暖的。對著妹妹小小的照片，一樣的憂鬱面容，碧莊在妹妹照片上的嘴角處，畫了一個彎月：「小君，笑一笑喔！姊姊一直很認真照顧妳，不管妳現在在哪兒，在天堂、在樂園，都希望妳過得好。」

　　走在墓園的草地上，碧莊突然想起媽媽最後那句話：「好好照顧妹妹。」意思應該是說，她也要過得好好的，否則怎麼好好照顧妹妹？如今，妹妹不在了，無法再照顧妹妹了，那她要好好照顧自己，不讓爸媽擔心。或許，等她病好了，可以考慮，接受已經等了她三年的男同學邀約……

以病爲師

　　我曾經看過一部電影，小女兒放學時被強暴致死，爸爸自疚頗深，心裡無法釋懷，緊緊抓住這個罪，認為是自己疏忽。為了補償，他天天追兇手，家裡生活一塌糊塗，妻子也傷心得離家出走。因此，女兒的靈魂始終在家裡飄蕩，無法到天堂去。直到他鼓起勇氣跟女兒說：「妳放心的走吧！」他才真正的從愧疚中得到釋放。

　　很多時候，是我們緊緊抓住許多的重擔，尤其是家中有人罹患癌症，我們也把這樣的罪過一肩挑起，例如怨怪家裡的風水不好、上輩子做了缺德事，才會遭到報應。要知道，罪不會遺傳，不管家族裡誰做了壞事，不會讓我們來承擔。

　　同樣的，也有的是家人把重擔一肩挑起，例如：一歲小嬰兒得了癌症，媽媽怪自己懷孕心情不佳，沒有給他好的胎教；青春期兒子癌症，爸爸怪家族遺傳害了兒子；朋友的姊姊癌症復發，他氣自己為什麼沒有盯著姊姊追蹤檢

查；甚至於鄰居罹癌，娘家爸媽衝過來怒罵，他們家沒有癌症病史，好好的女兒被婆家虐待才生了病。

當罹癌被確認宣布的時候，大家的心情都很沉重，不要怪別人了，我們誰都不希望遇上癌症，是癌細胞找上了門，或許是我們自己疏忽照顧，或是遺傳，或是環境⋯⋯事發後才追究，已經有點晚了。

我罹癌在家休養時，作家三毛曾經打電話關心我，那時她的身體已經不舒服了，可是，她忙著編舞台劇、忙演講，她跟我說：「我擔心檢查結果是癌症，我又沒有時間治療，取消演講又會對不起讀者。」結果她就一直拖著。我實在很後悔，因為交情不是很深，所以沒有催促著她放下一切，去檢查治療。

所以，一旦知道自己罹癌，當務之急是如何面對、如何治療，讓彼此早點脫離癌症的陰影。病人要知道，家人也很辛苦，他們希望病人開心，病人卻愁眉苦臉，大家變得更苦惱。心裡想些什麼，試著說出來，不要折磨自己，也不要發脾氣遷怒別人。

當然，癌症病患或許有情緒失控、太衝動的時候，也請家人多多體諒，癌症所帶來的壓力，沒有罹癌過的人無

法體會。千萬不要在此時說風涼話，在傷口上撒鹽，讓病人更傷心絕望。請多鼓勵、多安慰、多陪伴做些開心的事，那就是最好的照顧。

　　同樣的，我們也要體諒照顧者的辛勞，彼此互相打氣，分憂解勞。朋友的孩子罹癌後，幾度復發、轉移，竟然有人跟他說：「你給孩子吃什麼？你太不小心了，讓他一直復發！」朋友氣得火冒三丈，他跟我說：「誰會比我更愛孩子，希望他痊癒，這樣說話的人，我再也不要把他們當朋友了。」

　　這都是過來人的深刻體會啊！

信心快遞

　　很多人聽說我的抗癌見證，都會讚美：「妳好勇敢喔！」說實在的，我一點不勇敢，我也好幾度差點被擊敗。

　　我清楚記得，從電話裡得知自己的檢體不正常，是癌症，顧不得所有同事都在身邊，也不管我這個平常嚴厲的總編輯的形象，我嚇得嚎啕大哭。回到家，我一直以來認為的強人：外婆和媽媽哭成一團，從來不會失眠的舜子整晚翻來覆去，眼眶紅紅的，即使我自己不怕也被搞到怕了，好像自己隨時會死掉。

　　之後，他們什麼事情都不讓我做，好像我是玻璃娃娃，搞得我也心煩意亂。不小心看到癌症電影，我也哭，把自己弄得緊張兮兮。我好想告訴他們：「請放心，我不會死掉，我還要繼續奮戰。」我卻發現大家的眼神怪怪的，他們喜歡躲起來說話。當我直接跟醫生討論病情，不避諱

說到「死」這個字，他們卻閃躲著，連「癌」這個字都不願意提，好像他們比我更害怕。半年後，當我癌細胞又發作，必須放射線治療，我平靜的說這件事，他們卻緊張的立刻封鎖我的飲食管道，不准我吃這吃那。

二十年後，高血壓降不下來，醫生懷疑腎臟有問題，我討價還價不要住院那麼久，還是被醫生說服了，乖乖住院一星期檢查身體，結果是惡性腫瘤。兒子陪我看檢查報告，他沒有進診療間，我一個人面對主治醫生。我以為一切 OK，可以雲淡風輕，結果我卻是快不支倒地。

打電話給舜子，他好像沒怎麼震驚，平淡的說聲「喔！」打給妹妹，她楞住了，一時也想不出什麼安慰的話。誰能給我力量？沒有人，我終於明白，除了禱告求上帝給我力量，他們根本無法幫助我。我決定去醫院看望 DORA，她因為罹患骨癌住在醫院，已經接受無數次化療。我跟她握手，彼此加油。化療中她臉上那抹淡淡的笑，一直刻印在我腦海。

信心可以感染，樂觀可以感染。我初次住院時，有個多年的老朋友，每天上班前都會先到醫院看我，讀一段聖經，為我禱告。有一次她告訴我，她讀到一段經文，上帝

明確告訴她，我一定會痊癒。我也是這樣向上帝祈求，再活五十年，活到八十八。

有個笑起來很斯文的男孩小海，他的信心讓我幾乎跌破眼鏡。小海念的是私立高中，每星期回家一趟，有時候，他寧願留在宿舍裡，至少同學可以跟他說話，不像家裡那座危機四伏的彈藥庫，稍不留心，就可能引爆。爸媽不在他面前說，他也知道，爸媽正在鬧離婚，只是贍養費沒談攏。

學校靠海，小海喜歡在起風的日子，站在礁石上，望著一波波海浪擊打礁石，彷彿擊打著他，他的身心就像礁石般坑坑洞洞。可能是海風吹多了，氣管禁不起涼，他經常咳嗽，去醫務室拿了藥，也是時好時壞。他跟媽媽提過，每天忙著各種會議的媽媽說：「我沒空帶你看醫生，請老師帶你去檢查吧！」

到了冬天，小海咳得益發嚴重，跟計畫過年全家去滑雪的爸爸說：「我咳得胸口好痛。」爸爸卻說：「找司機載你去我體檢的醫院看看。」

爸媽不在乎他的咳嗽，小海就這麼一直咳著，直到上課時，他咳出血來，同學驚叫著，慌成一團，老師送他去

學校附近的醫院，急診室醫生以為老師是爸爸，有點責怪的說：「你的兒子咳得這麼嚴重，怎麼現在才來看？」老師猜想大概是肺發炎吧？最近流行性感冒。沒想到，X 光片上，小海的左肺清楚的一塊陰影，老師急忙打電話找海爸海媽，他們以最快速度衝到醫院，急忙把小海轉院到最貴的私立醫院去。

　　救護車上，海爸海媽開始交相指責，海爸指著海媽的鼻子說：「都是妳選的學校，附近工廠那麼多，害小海吸進那麼多廢氣。」

　　媽媽撇撇嘴：「你多把心思放在兒子身上，而不是外面那些女人，也不會變成今天這樣。」

　　小海摀住耳朵：「拜託你們不要吵了，是我生病，你們可不可以安靜一下。」

　　海爸海媽的社會知名度太高，一波波的人到醫院探望小海，病房裡更是擺滿了花，只要記者的攝影機對著他們，海爸海媽立刻裝出十分恩愛的模樣，親吻小海的額頭，小海不願意陪著他們演戲，把頭轉過去看向窗外。

　　儘管這些訪客壓低聲音說話，小海還是聽到他們說：「真可憐啊！這麼年輕就得了癌症，他爸媽那麼多錢要留

給誰？」他們的語氣，擺明了小海的病已經病入膏肓。訪客似乎渾然不覺的繼續八卦：「是啊，這小海也真倒楣，長相斯文有教養，怎麼會得這種病？聽說還是個模範生呢！每學期都考第一名。」

　　小海再也忍受不住，他轉過身來，面對所有的賓客，壓著手術完的胸口，輕咳了幾聲：「我不覺得自己倒楣，每個人都會生病，有錢沒錢也都會生病，這樣才公平。」他聽老師說過，上帝很公平，祂把陽光雨水給好人也給壞人，因為祂愛世界上所有的人。所以他雖然考試第一名，也不表示他永遠不會生病。如果有錢人、模範生不會生病，那才叫做不公平。

　　海爸見到小海嗆聲，連忙跟大家賠不是：「孩子生病，心情不好。不好意思、對不起，對不起。」

　　「真是狗咬呂洞賓，如果換了別人生病，求我來我還不來呢！到醫院多晦氣。」十個手指戴滿戒指的婦人拉著她老公轉身就走說。海媽早就看海爸這群酒肉朋友不順眼，幫著小海打圓場：「大家請回吧！小海需要靜養，你們要聊八卦，應該去高爾夫球場，你們走錯了地方。」

　　這群訪客瞬間消失無蹤，海媽開始對海爸發飆：「醫

生早就交代，小海抵抗力弱，要擔心感染，以後就掛上禁止訪客的牌子，跟櫃檯說一聲，小海的資料要保密，誰來都不給。」

「這些都是客戶，人家也是關心啊！斷了生意，小海的醫藥費哪裡來？」海爸也不甘示弱頂回去。

「你還好意思說，我早說要幫小海保險，你就捨不得，還說幹嘛送錢給保險公司，反正你銀行有的是錢，萬一生病了，絕對付得起。現在幹嘛又講得那麼寒酸，誰不知道你海老闆身價幾十億。」

爸媽又開始唇槍舌戰，小海抱著頭呻吟：「我想睡覺了，請你們出去。」病房裡總算安靜下來，小海慢慢睡著了。醒來，只見媽媽靜靜坐著，一反常態，正在哭泣。

小海輕輕叫聲：「媽！」

海媽匆忙擦掉眼淚：「你醒了，想不想吃點東西？醫生說，你可以吃流質的食物了。」

「媽，妳跟我說真話，不要隱瞞我，我的病是不是很嚴重？是不是嚴重到快要死了？」

媽媽忍不住哭出聲：「都是我不好，你跟我說咳嗽時，沒有立刻帶你去看醫生。」

「我不怪你們，我也不害怕。前兩天，老師來看我，他跟我說大衛大戰巨人歌利亞的故事，大衛只是一個年輕的牧羊人，歌利亞是個身高三公尺的大巨人，可是，大衛只用了一顆小石子，就把歌利亞擊倒了。你知道大衛靠的是什麼嗎？」小海複述著老師說的大衛王的故事。

「是什麼？」媽媽嗚咽著。

「是信心。我把腫瘤當作歌利亞，割掉肺葉，就像是打敗歌利亞，所以，我也有信心可以擊敗癌症。我只求妳一件事，不要再跟爸爸吵架了。」

果然，海爸海媽此後沒有再吵架，在小海面前尤其親熱，好像回到他們新婚的時候。每次看到這畫面，小海總是淡淡一笑的問：「你們和好了？是真的假的？」海爸海媽相視一笑，笑容裡透著幾許苦澀，即使是假的，他們也希望讓小海開心一點。

放射線的治療告一段落後，小海回到家，面對一百多坪的房子，感覺有些陌生，難道，他以後每天還是要在這冷冰冰的屋子裡，跟菲傭一起吃飯，看不到自己的爸媽？小海環顧四周，咳了幾聲，媽媽緊張的靠過來：「是不是冷了？我要他們把暖氣開強一點。」

「暖氣再強，這個家沒有愛，還是一樣冰冷。」小海頓了頓，跟爸媽提出條件：「我知道，醫生說我大概只有三個月生命，請你們答應我，這三個月當中，你們每天都要回家吃晚飯，而且也不能吵架，否則，我就不待在這個家裡。」

「好好好，你說什麼都好。」媽媽第一個答應。

「只要你好起來，你要我們做什麼都可以。」爸爸也附和。

小海牽起爸媽的手，輕嘆一聲，如果爸媽可以和好，那他這場病也算值得，怕的是，如果他走了，爸媽也就散了。為了維持這個家，用愛修復這個家，小海決定用最大的信心，期待奇蹟。這之後，爸媽果真遵守諾言，每天回家吃晚飯，偶爾海爸還會開車載著小海，一家去兜風。小海的胃口更是特別好，幾乎菲傭煮什麼，他都吃得精光，老師來看他，忍不住誇讚：「小海，你的臉色紅潤，看起來病魔漸漸離開你了。」

老師真是金口，接下來每次回院追蹤，不但右肺裡乾乾淨淨，連左肺也看不到腫瘤，正子攝影的結果也是一切正常。海爸海媽聽了，覺得不可思議，海爸問醫生：「你

是說，我找回我的兒子了？」

　　醫生點點頭：「不過，還是要按時回來檢查喔！不可以掉以輕心。」

　　海爸高興得又要擺闊辦桌請客，小海立刻阻止：「爸，媽，我們要懷著一顆感恩的心，感謝上帝給我們機會，讓這個家重新溫暖起來。我不敢奢求你們每天回家吃晚飯，只希望你們每個週末都在家陪我，因為我決定回學校上課了。」

　　「失而復得，好好好，失而復得；什麼都聽你的，你說了算！」海爸笑得好開心，終於體會到，家人相聚的快樂，勝過外面女人的懷抱。

以病爲師

　　癌症是否能夠痊癒的統計數字真的只是參考。我聽過太多的奇蹟，發生在不可思議的病患身上。

　　有太多醫術到不了的地方，可以說那是上帝的力量，那是喜樂的力量，因為情緒轉好，可以讓好細胞堅強起來，戰勝癌細胞，那就是奇蹟。有時候，身邊的人無法鼓勵病人，甚至原來吵鬧不休的父母依然繼續吵架，甚至離婚，可是，生命是自己的，自己要堅強，或許是父母、其他人給我們激勵，但是要靠自己站起來。

　　如何讓自己快樂呢？那就是做自己開心的事情。罹癌手術後，回家休養，我養魚、養鳥，因為牠們會生小魚、生小鳥，好像我雖然沒有子宮，依然擁有生命力量。家人也沒有阻止我，舜子幫忙洗鳥籠、洗魚缸，看著魚兒優游自在，彷彿我也跟著自在起來。

　　當恐慌症纏繞我時，我就看電影，租來一部部開心的喜劇，或是浪漫的愛情戲，專注其中的情節，恐慌的時間

縮短了，甚至忘了恐慌的存在。

　　癌友們一定要想辦法找到隨時可以提振自己心情的愛好，有人用泡溫泉慰藉自己、有的人加入合唱團、也有的人當抗癌志工。我則是旅行，旅行是我的「百憂解」。

　　美國女孩羅娜，四歲時得了胃癌，手術後接受放療和化療，痛苦煎熬中，她每晚的床前禱告都是向上帝要求，「親愛的上帝，我要做伴娘。」這是她的小小夢想。於是她的母親幫她寫信給一個幫助病童美夢成真的機構，他們幫羅娜找到一對即將結婚的年輕夫妻，讓她實現夢想。而她也在之後的日子裡，逐漸恢復健康，重返學校上課。她的奇蹟來自於期待夢想，讓夢想成真的信心。

　　另一位年輕男士，也是罹患癌症末期，他卻在全省展開單車之旅，一趟趟的旅程，讓他的健康恢復，也讓癌細胞遁形。想想看，什麼事情可以帶給你喜樂？那就付諸行動，去做吧！

第四章

新歡‧明天的陽光更美麗

心碎過後，
只要肯迎向陽光，世界依然甘醇甜美；
橄欖若不經過壓榨，
怎麼會流出芳香的油？
生命若不經歷苦痛歷練，
怎麼會煥發出無比的光彩！

重新開始懂得珍惜，學習去愛，
讓原來的軟弱，變得剛強。
生命絕不只是現在這樣，
無論別人怎麼對待，都要懂得照顧自己。

找到快樂的方法，
訓練自己獨立自主；
恐怖情人離開了，
還是要常常檢視愛情、婚姻，
才不會在軟弱中，又被趁虛而入。

快樂活到一百一

　　初罹癌時，怕我很快會死，大家提供一堆偏方，可是沒有人告訴我，我到底可以活下去嗎？可以活多久？憑著直覺，我跟上帝要求，我要再活五十年，那就是活到八十八。

　　有人說：「很貪心喔！」

　　現在想想，身邊很多人都活到九十幾，甚至超過一百，我應該多求幾年啊！看，人就是這麼不知足。萬一我現在被痛苦折磨得快要死掉，我還會這麼希望嗎？應該沒人會願意在痛苦中煎熬，還希望活得很久吧？

　　就因為對上帝信心十足，癌症看似痊癒沒多久，我的生活又開始隨意任性又混亂。於是，三十九歲癌症再發，放射線治療中繼續辛苦上班，四十歲急性肝炎、膽結石、恐慌症交相攻擊我。住進醫院，肝指數居高不下，醫生考

處開刀拿掉膽結石，根除子宮術我都不怕，這個小手術我卻膽怯，不停跟上帝禱告：「我不要開刀。」

　　那天晚上，舜子從家裡拿了一台小電視到醫院，夜裡睡不著，我順手打開，竟然看到自己在電視裡，接受寇紹恩的訪問，我聽到自己說：「身體恢復健康後，我要多做好事，多為上帝做見證。」聽到這兒，我渾身發冷，我怎麼把自己搞得又住進醫院？

　　彷彿是上帝提醒我，從未想過的決定，就在剎那間形成。回想曾經有記者訪問我：「以編輯工作和寫作相比，妳比較喜歡哪一個？」當時沒有答案，現在我知道了，那就是寫作！於是當下決定辭去總編輯，先回家休養，再談創作。說也奇妙，第二天，醫生發現我的肝指數突然恢復正常，膽囊裡的石頭也不見了，我不必動手術，可以回家了。

　　離開職場後，我開始學習調整步調，對自己友善，不橫衝直撞的趕行程、不追快要開跑的公車、不吃亂七八糟的食物，不像過去蠟燭兩頭燒外中間還加一把火。我原諒陷害我、傷害我的人，我做事也降低標準，不奢求每個人都像我是效率極高的工作狂，我試著放慢節奏。過去的幾

十年，我跑得太快太急。

　　像學生時代一樣，我開始獨自逛街、喝咖啡，到餐廳點一客喜歡的菜餚，坐在自己喜歡的窗邊看人來人往，偶爾買一個自己渴望已久的名牌包，甚至計畫自己一個人到歐洲旅行，圓自己的夢。更重要的是，我全心投入喜愛的創作，到如今，竟然加起來快要出版一百本書了。不管活多久，都希望自己快樂，身邊的人也快樂；可以在患難中歡歡喜喜，在上帝的愛與照顧裡沒有懼怕。

　　朋友的奶奶是位人見人愛的奶奶，即將九十歲的鳳奶奶，精力充沛，看起來只有七十歲。某天，鳳奶奶到醫院探望老友孫奶奶回家之後，心情沉重，晚餐也吃不下，菲傭瑪利亞忍不住抱怨：「奶奶，我說不要去醫院，妳一定要去，妳年紀大，傳染疾病，妳的孩子又會擔心，怪我沒有照顧好。」

　　「我不會怪妳，我都快九十歲了，已經賺到了，怕什麼？我只是看到孫奶奶八十幾歲了，為了糖尿病，還要把腳鋸掉，她以後怎麼下床走路啊？」鳳奶奶坐在搖椅裡，搖啊搖的，想起她跟孫奶奶一起學書法、國畫，下課後就去住家附近各餐廳輪流吃飯，有時還結伴出國旅行，老伴

過世後，孫奶奶就是她的伴。可是，自從孫奶奶得了糖尿病，心臟又不好之後，她們多半就在醫院見面。

　　看到孫奶奶的模樣，她告訴自己，不管得了什麼病，她絕對不動手術，最好躺在床上睡覺，就這麼睡過去了，這是多大的福氣啊！鳳奶奶的五個兒女散居各地，每年輪流回來探望她，送給她的生日禮物就是全身健檢，她討厭預知自己的疾病，好像預告她的死亡。可是不去檢查，兒女就會飛回來逼她檢查，她只好乖乖的讓瑪利亞陪伴她去做健檢。如果知道活到九十歲，只有瑪利亞在身邊陪她，何必辛苦養育幾個孩子，花費一輩子心血？所以，她對瑪利亞特別好，家裡的寶貝一樣樣塞給她，就怕瑪利亞離開她。

　　萬萬沒料到，除了高血壓、小小氣喘之外，向來沒有什麼大病的鳳奶奶，竟被驗出兩個癌症，肝和肺都長了腫瘤，醫生問她：「要動手術？還是做化學治療？」

　　這麼重大的事情，鳳奶奶把五個孩子從四面八方招聚回來，住加拿大的大兒子提議：「既然都回來了，我們順便幫媽媽過九十大壽吧！免得年底還要跑一趟。」

　　住澳洲的二女兒有意見：「大哥，請你不要岔題，媽

媽年紀這麼大了，開刀也會危險，而且開完刀，誰照顧？
我跟史提夫都在上班。」

從英國回來的三兒子主張：「當然要開刀，醫生不是
說，媽媽的腫瘤不大，可以開刀，一勞永逸。」

「媽媽都九十歲了，萬一傷口像我岳母一直不癒合怎
麼辦？」住在高雄的小兒子言下之意，媽媽再長壽，頂多
活到一百歲，開刀太費事了：「我的餐廳生意很忙，到時
候是走不開的。」

嫁到對岸的小女兒氣呼呼說：「你住高雄，高鐵一趟
才兩個小時，你抱怨什麼？我們一趟要飛十幾個小時，機
票愈來愈貴。」在美國陪孩子念書的她，每搭一次飛機，
都要被丈夫念好幾遍。

大家七嘴八舌的都有不同意見，有人乾脆直說：「我
們應該請媽媽簽署預立安寧緩和醫療的意願書。」

在臥室裡，鳳奶奶獨坐在搖椅上，聽著孩子們在隔壁
吵成一堆，吵不出一個結論，卻沒有一個人想進來問問
她，聽她怎麼說。

想不到瑪利亞卻走出去大聲說話：「每天都是我照顧
奶奶，比你們清楚她的身體情況，是不是讓我說幾句

話？」

　　大家這才安靜下來，聽瑪利亞用不甚流利的國語緩緩的說：「如果是你們，現在九十歲了，能走、能吃，除了跑不快，到哪裡都方便，你們願意開刀嗎？」兄弟姊妹們面面相覷，陷入思考，他們似乎沒有想過這個問題，只想到媽媽開刀以後，會造成自己多不方便。

　　「開刀是要救奶奶，開完刀她可以活多久？她可能好長一段日子無法出門，必須躺在床上，對她更痛苦。現在我還可以每天陪她出去散步、去餐廳吃飯，如果你們堅持要開刀，我也不忍心看奶奶受苦，我要回家去了。」

　　瑪利亞要離開？這可怎麼是好？鳳奶奶原本還拿不定主意開不開刀，聯想到躺在床上沒了腳的孫奶奶，她走出房間宣布：「我不要開刀，吃藥就好了。」大家全鬆了一口氣。

　　沒想到口服的化療藥讓鳳奶奶上吐下瀉，完全不能適應。或許是年長的人，癌細胞發展也比較緩慢，兒女們跟醫生商量後，醫生只好同意暫停服用，並建議：「你們就讓她簽署安寧緩和醫療的意願書吧，萬一到了末期，她也可以過得比較舒服，不那麼痛苦。」

　　鳳奶奶趁著自己神智清楚，把兒女都叫到面前，交代遺言，然後跟他們說：「我一時片刻不會有事，你們都回去吧！萬一危險了，我會交代瑪利亞通知你們。」

　　兩個月後，鳳奶奶因為肺積水住進醫院，醫生檢查後發現肺臟和肝臟的腫瘤都變大了，不但讓她呼吸困難，也沒了食慾，必須打營養針，到底她是不是要住進安寧病房，瑪利亞無法決定，只好通知住得最近的小兒子。

　　小兒子和瑪利亞到安寧病房參觀，腳步聲在走廊上迴盪，四圍一片安靜，小兒子記起他車禍受傷那次，媽媽每天到醫院陪他，燉原汁雞湯給他喝，因為爸爸很早離世，媽媽總是這樣無微不至照顧他們，從來沒有發過一句怨言，他們卻為了個人家庭、事業，逃避做兒女的責任。

　　他望著經過他身邊坐著輪椅的癌末病患，心底湧起一陣悲悽，好像他們就要把母親送向死亡那條路。只怕從此以後，台北沒有一個屬於他的親人了。

　　護理師跟他們介紹安寧病房的醫療護理處置，領他們參觀：「我們會儘量讓令堂過得舒適，如果你們無法常回來，安寧病房會跟大家一起過節，每個月有慶生會，大家一起吃生日蛋糕，醫療團隊會讓她覺得這裡像家一樣。」

小兒子嘆了一口氣，自從大家各自離家以後，老屋裡除了媽媽，已經不像一個家了，難道安寧病房就是她最後一個家？

鳳奶奶倒是很自在，開心的住進安寧病房，「我聽朋友說過，住這裡很好，醫生會想辦法讓病人不痛苦，也不會鋸我們的腿、割我們的胃，說不定，我一高興，病就好了。」

果然，住了一星期，鳳奶奶情況好轉，就出院回家。沒料到不滿一個月，鳳奶奶因為血紅素太低，氣喘嚴重到無法呼吸，緊急送醫，醫院發出紅色的病危通知，瑪利亞緊張得一個個打電話通知，鳳奶奶的兒女全都請假趕回來見她最後一面。

經過一番急救，輸了血、抽了肺積水之後，鳳奶奶又脫離險境，五個兒女好氣又好笑：「媽，妳像放羊的奶奶，叫著狼來了狼來了，是不是希望我們陪在身邊，所以把我們騙回來了？」

鳳奶奶苦笑著：「我也不曉得上帝怎麼不要我去天堂？這樣吧，以後如果又有病危通知，你們就輪流回來，從老大開始輪，就不必勞師動眾。」鳳奶奶此話一出，大

家倒是都鬆了一口氣。這以後，醫院又發過數次病危通知，鳳奶奶就在不同的兒女陪伴下，幾度又被救回，她就跟兒女聊著天、回憶過往，度過一段快樂的時光。

輪到跟鳳奶奶最貼心的小女兒陪伴時，她拉著媽媽的手說：「媽媽，我們真的很對不起妳，如果不是因為妳生病，我們都忘了，妳才是最需要我們照顧的人。謝謝妳一直那麼健康，也謝謝妳讓我們有機會陪伴妳。」

「我也不知道你們每次請假、搭飛機回來，是真心希望我痊癒，還是想要為我送終？不過，我還是很高興，這幾個月你們輪流陪我，好像我的孩子又回到我身邊。我心裡有數，時候到了，我也不好意思一直打擾你們，現在我可以沒有牽掛的走了。」

鳳奶奶以為一覺不醒是幸福，原來，最後歲月有兒女陪伴在床側，才是最幸福的時刻。

以病為師

　　每個人面對自己的臨終時刻，都有不同的表現。朋友曾經告訴我，她九十多歲的阿嬤每次掛急診都說：「你們不要救我，我要趕快走。」可是，只要醫生一出現，她立刻抓著醫生：「你要救救我，我還要五代同堂。」

　　當然，也有些獨居老人，知道自己罹患癌症，選擇自殺放棄自己；或是看到老伴被癌症折磨，起念讓老伴結束痛苦。看到這樣的新聞，總是令人心痛。我難免會想，他們的兒女呢？我們辛苦一輩子，將兒女教育成人，卻把他們一一送往國外，自己臨老只能孤單的面對病痛與寂寞。

　　有的老人家，因為不願增添兒女的麻煩，隱匿病情，如同電影「親愛的醫生」之中，老先生癌症去世後，女兒因為沒有提早發現父親的癌症自責不已；所以老太太知道自己罹癌，就不想告訴女兒，免得女兒難過。殊不知女兒事後知道，會更痛苦傷心。幸好最後她女兒發現真相，及時救治母親。

　　所以，不要用「想當然耳」的觀點放棄自己，很多時候，癌症可以獲得醫治，或是藉著安寧療法，讓自己的晚年過得更有尊嚴。

　　年長的朋友如果兒女不在身邊，經濟情況允許，可以申請外傭照顧。同時要有一群老朋友互相關懷，打打電話、出門走走，千萬不要窩在家裡，例如有些教會設立「長青團契」、「銀髮小組」，都有這種互相照顧的功能。有些社區的老人中心，也有各種才藝班，選擇自己體力可以負擔、有興趣的課程參加，多運動、多走動，養成好的胃口，讓全身新陳代謝暢旺，即使得過癌症，還是可以快樂活到一百一。

終於可以環遊世界

　　從小，我有兩個夢想，一個是獲得諾貝爾文學獎，另一個是環遊世界。

　　開放觀光後，為了請假旅行，工作量大得驚人，還要看老闆臉色，因為老闆常說：「年輕時要努力打拚，退休以後才旅行。」還好，我沒有聽他的話，否則等我老了，吃不動、走不動、看不清，才出發，將錯過許多美好。

　　因為癌症辭職後，我開始自助旅行。積蓄不多，我就淡季出發、住在遠離城市的浪漫海邊或山上民宿，一天吃兩餐，減少開銷。這些年出版業不景氣，版稅少了，歐洲旅費太貴，我改去韓日，玩五天四夜也開心。癌症之後，我也陸續旅遊三十幾國，數百個城鎮。

　　舜子常說我這人就是怪，在國內，整天嚷著這痛那不舒服，可是出了國，整個人就活了，沒病沒痛，變得更健

康。記得有一年到歐洲旅行一個月，回國後竟然爆發嚴重過敏，佳音電台錄音、國父紀念館看表演，也渾身發作過敏，整張臉紅腫，全身紅點，奇癢無比。拖了三個多月，中西藥一起來，最後喝了番茄汁，才漸漸康復。可見得，歐洲的清新空氣對我的身體真的很好。

　　最近計畫到愛爾蘭自助旅行一個月，許多人勸我，身體不好太危險，家人也擔心我遇到歹徒，我的英語能力也不佳。可是，這是我的夢，我要克服一切去完成。雖然預算很高，手邊的基金賠錢，股票又套牢，心想，大不了把房子賣掉，換一間小套房，把錢用來旅行，我就是喜歡旅行。曾經看過一部電影「一路玩到掛」，兩位罹患癌症的男人，相約一起圓夢，透過旅行，明白了人生許多難解的謎題，當他們回返家園，許多的重擔放下了，每個看過電影的人，都是笑中含淚，卻也獲得許多啟發。

　　朋友珍雁是國中教師，因為教學認真，經常獲得優良教師獎項，所以剛過四十歲的她提出辭呈時，許多人嚇了一跳，校長因此還找她深談，希望她打消主意。跟她比較接近的同事悄悄關心的問：「妳是不是檢查身體出了什麼狀況？」

「沒有，只是覺得有點累，想要休息一下。」

丈夫問她，珍雁也是這麼回答：「現在的國中生很難教，管多了，就被告，不管嘛，良心不安。算了，學生少、老師多，許多學校都擔心要關門，我退休了，把機會讓給別人。」

其實，珍雁心中另有打算，因為丈夫退休多年，雖然自己種花、打拳，還是覺得他很孤單，每次下班，就見到他在陽台徘徊，往樓下探頭，見到她回來，笑得好開心，就像孩子見到媽媽下班一般。珍雁和丈夫是師生戀，他是她的大學老師，當初在學校、家裡都鬧得轟轟烈烈，相差二十多歲的年紀，沒有人看好這椿婚姻，可是，珍雁景仰他、戀慕他，執意嫁給前妻已經過世的他做續弦。多年來，她習慣稱呼他「胡老師」，以示尊敬。

因為胡老師和前妻已經有兩個孩子，不打算再生，珍雁也答應了，他們就成為秤不離砣、砣不離秤的伴侶，互相扶持、互相幫助。珍雁知道胡老師多年心願，就是到歐洲旅行，眼看著他的身體狀況愈來愈弱，若不及早出發，她擔心胡老師會走不動。

胡老師見珍雁如此熱中，以為是她喜歡去歐洲，很高

興的說：「妳負責規劃行程，我來訂旅館，我剛剛學會上網，才發現現在網路訂旅館很方便。」

當他們訂妥機票、旅館，準備出發前，珍雁因為有些感冒，到醫院請家醫科醫生開藥，以備旅行不時之需。候診時，旁邊有人跟他們聊天，那人突然說：「妳先生手臂上的紅色硬塊有多久了？」

紅色硬塊？珍雁一驚，這才看到胡老師左手前臂凸起的腫塊，傷口已經結痂，周邊還有少許皮膚屑，猛然抓起他的手問：「你什麼時候受傷了，都沒有告訴我？」

丈夫快速縮回手，「沒事，我種花時不小心割到的，擦擦消炎藥就好了。」可是，珍雁卻不放心，自己看診時特地請教醫師，醫師端詳了一下，建議他到皮膚科掛號，做個切片檢查。

胡老師推拖著不肯檢查：「過不久就要出發旅行了，回國再說。」

珍雁幾乎哭出聲來：「你不檢查，我就不出國。」檢查報告出來，胡老師得的是皮膚癌中的鱗狀細胞癌，必須盡快手術治療，否則萬一轉移到淋巴就比較麻煩了。可是，手術後的傷口癒合要花一段時間，胡老師決定採用藥

膏塗抹的化學治療方式。

「我們只去一個月，癌細胞不會跑得那麼快的。我看過網路上的資訊，皮膚癌的形成要幾十年，兒童期開始，經過幾十年曝曬，我只要路上小心防曬就好了。」胡老師不願意掃珍雁的興致，堅持按照預定計畫出發。珍雁撫摸著胡老師的臉龐，皮膚粗糙有了老人斑，可是，她就是愛這張臉的主人，她不在乎他的衰老，只在乎他是不是快樂。

當天晚上，他們看到電影台的一部影片，關於一群罹患癌症的病患的故事。其中一位銀行員，當她知道自己罹患癌症末期，於是把房子賣掉，東西送光，出門豪華旅行，甚至放外遇的丈夫單飛，因為了無牽掛，自我釋放，玩得十分開心。結果醫生告訴她：「妳的癌細胞沒了。」這真是天大的鬧劇，她沒有錢了，沒有房子了，只剩下不到幾十萬的存款，哭笑不得。

珍雁邊看邊哭，胡老師摟著她的肩，安慰她：「妳看，不要自己預設立場，認為我們會被癌細胞打敗。」

於是，珍雁做了充足準備，備妥藥物，留下醫生的緊急聯絡電話，夫妻倆出發去歐洲。他們的第一站是奧地

利，從維也納的聖史蒂芬教堂、森布倫宮，直到維也納森林，他們更是不避諱的去到中央公墓。帶著野餐，坐在舒伯特墳墓前面，胡老師瞇著眼回憶：「記不記得我第一次聽到妳在系裡音樂會唱的歌，就是舒伯特的〈野玫瑰〉，我還記得妳紅撲撲的臉頰，開心得像隻雲雀，那時候我就愛上了妳，只是不曉得自己有沒有資格愛上妳。」

珍雁將手指擱在胡老師唇間：「噓！不要亂說，我才怕自己沒有資格呢！當我看到你那麼興奮的為我鼓掌，我才知道，原來我們的心是彼此相通的。你知道，那天晚上回家，我不斷聽著〈野玫瑰〉這首歌，我好像歌德寫的歌詞，遇見舒伯特的曲子……」

他們在中央墓園聊了好久，當夕陽籠罩時，珍雁挽著胡老師的手：「在這裡，死亡好像我們的鄰居，不那麼可怕了。可是沒有我的允許，你不可以比我先走，我還要愛你很久很久。」

當他們抵達莫札特的故鄉——薩爾斯堡，參觀電影「真善美」的路線，胡老師突然胸口不舒服、呼吸急促、頸部出現小腫塊，珍雁以為癌細胞轉移，幾乎慌了手腳，胡老師不斷安慰她：「別怕，妳先打電話給我台灣的主治

醫師。」經過電話聯繫，並且在當地找到醫生，診斷後證實虛驚一場，只是感冒，只要稍事休息，可以繼續他們的行程。

終於來到他們旅行的終站——新天鵝堡，觀光客比預期的多，必須排隊將近兩個小時才輪得到他們。珍雁用她有限的英語跟接待處的人員溝通，讓他們提前入場，但是因為溝通不良，對方堅持不答應，珍雁差點哭出來，胡老師擦去她的眼淚安慰：「沒關係，我還撐得住，就慢慢排吧！」

幸好隊伍裡有當地的留學生，出面幫忙協調，總算讓他們提前入場，邊走邊參觀，當珍雁知道新天鵝堡的主人——路德威二世的悲慘一生，嘆了口氣：「我寧願沒有這麼豪華的宮殿，只希望擁有一個我愛的人。」

「可是，今天晚上我們就要住在一間豪華的旅店裡。這是我給妳的驚喜，謝謝妳安排這麼棒的旅行。」向來省吃儉用的他們，一路住的都是民宿。旅館房間是巴伐利亞的風格，將近十坪的空間，窗外就是美麗的湖泊，珍雁感動得不斷親吻胡老師：「我好像做夢，自己變成了城堡的皇后。」

「妳就是我心目中的皇后。那麼多年，我一直覺得虧欠妳，大學畢業，妳就爲我離家出走，做我的妻子，放棄妳留學的夢想，我對不起妳。」胡老師說。

「你要聽眞話還是假話？」珍雁在屋裡轉了一個圈，望著古典鏡子裡一老一少的身影，她笑得好甜美：「如果要我重新選擇，我還是選你。」

胡老師卻流下眼淚：「萬一我先走，妳可以再婚，找一個跟妳一樣年輕的人，用我的保險金去國外念書，或是領養一個孩子。我眞的很自私，爲了我，埋葬了妳的青春。」

「所以，你故意不肯留在國內治療，故意想要放棄自己，對不對？如果不是因爲到歐洲旅行是你的夢想，我說什麼也不會來的。」珍雁哭著，氣惱自己的用心，胡老師竟然無法體會，拚命想把她推出去。那麼久了，他一點也不能體會她對他的愛嗎？

「什麼？我以爲是妳想來歐洲。」胡老師大吃一驚。

「你眞的不知道嗎？我辭職也是爲了可以多陪陪你，多跟你在一起。」

原來，他們都深愛著彼此，一趟圓夢的旅行，讓他們

真正了解彼此的心，他們從未像這個晚上一般，如此的親
密。多年來，她一直把他當作父親般景仰，此刻，他終於
成了她的愛人。

以病為師

不少人罹癌以後，因為跟死亡正式照面，才醒悟生命是有限的，開始籌劃實現自己的夢想。騎重機、學吉他、開畫展，這讓他們心裡有一股希望，可以學習，可以實現。

曾經有位念高中的骨癌患者，因為不必上課補習，時間多了出來，父親幫他報名學吉他，完成他的夢想。因為癌細胞擴散，才藝教室的人好心把學費退給他，他哭得好傷心，因為這個舉動讓他知道，他已經活不了。

所以，當我們鼓勵患者實現夢想時，必須小心自己的用語和舉動，以免扼殺了他們剛萌芽的希望。沒有什麼路是走不下去的，只要懷抱希望，找到讓自己開心的事情，放心去做吧！無論離死亡還有多近多遠、多長多短，即使只有一分鐘，還是可以用來擁抱你所愛的一切。

「幸福的麵包」是我很喜歡的一部日本電影，寒冷的冬夜裡，老夫老妻來到訂情的北海道，因為老太太已經癌

症末期，唯一的孩子在地震中喪生，老先生不想獨活，暗地計畫一起尋死。冰天雪地裡，老太太無法吃到她慣吃的米飯，勉強吃了麵包，沒想到，她愛上了剛出爐的熱麵包，陰鬱的臉龐有了笑容。老先生這才體會到，生命是到老都可以改變的。即使面對死亡，都可以有不同的態度。

　　於是老先生放棄自殺的念頭，跟老太太回到家鄉，不久後老太太含笑過世了，老先生繼續他的澡堂生意。每想起妻子，他的面容帶著笑，他知道，她正在天上某個地方等他，時間到了，他就會去跟她見面，而現在，他要讓一個個泡澡的人快樂。

　　或許你會說，電影「一路玩到掛」裡，男主角遇見富豪，才有錢去豪華旅行。其實，想要旅行，可以有自己的方式。癌末的護理師，她完成的夢想是環島旅行，沒有太大的花費，就在國內遊走，不但她的生命延長了，她的夢想也繼續往前延伸。

　　而我多年來搭乘飛機的經濟艙旅行，去年終於奢侈一回，慰勞自己，搭乘商務艙赴美參加妹妹兒子的婚宴，我和媽媽母女倆在商務艙裡忙著拍照，媽媽開心喝紅酒白酒，我則把椅子放倒，仰躺好睡一覺，又開心又好玩，彷

彿兩個好奇老寶寶。

　　想想看，你的夢想是什麼？啟航吧！生命可以有無限的可能。

微笑甜心的愛

　　癌友的家屬曾經問我：「我太太跟妳是一樣的病，她死了，妳為什麼活著？」我真的回答不出，因為沒有人知道生命的奧秘，生命在上帝手裡，或長或短，要問上帝。我們唯有快樂活著，珍惜每一天。

　　我剛住院時，隔床剛好是妹妹同事的媽媽，她主動分享自己子宮開刀的經歷，對我幫助不少。每天早上、黃昏，朋友夫妻固定來看我，為我禱告，讓我好像吃了定心丸。我當初住院住了好久，無聊沒事做，總不能亂想一通，提心吊膽以為自己會死，於是我開始串門子。串門子讓我有事情做，而且管這種閒事不會討人嫌，讓我挺高興的。

　　在病友彼此安慰中，我發現自己的生命價值，同時，社工員跟我說的話，我到現在還牢牢記在心裡。她看我經

常穿梭病房安慰病患，還說：「妳比我們這些社工更社工。」因為我是過來人，我鼓勵她們下床，她們不會給我白眼；我分享自己的手術經過，她們相信我是感同身受，覺得我們是同一國的人，同一艘船上共度風暴的戰友。

害羞、怕舞台的我，願意鼓起很大很大的勇氣站上台演講，也是基於可以幫助別人的心態。之後，我加入不少抗癌、防癌的團體，結合眾人的力量，也做了不少事。同時我寫書、寫文章，繼續這份志業。只要有機會，我會到醫院探訪癌友，遇有癌友意志消沉，我們會彼此打氣說「加油」。期間，我也因為身體不適，幾度進出急診室，牧師、教友聞訊都會立刻趕過來，握著他們的手，我波濤起伏的心得以平復。

如今，我追蹤檢查、壓力太大、身體微恙，總是會有聽眾、讀者或是臉友為我禱告，互相激勵；朋友彼此幫助的情義，也成為我們最大的支柱。如同聖經上說的，我們在一切患難中，上帝就安慰我們，讓我們可以用上帝所賜下的安慰，去安慰遭受各樣患難的人。

真的，我從來沒有想到，因為自己的癌症，成為別人的幫助。

　　安琪從小就是個省話一妹，或許是在國外出生的緣故，語言不太能通，在教室裡，她總是靜靜的坐著，老師點到她，她也是輕聲的、簡短的回答，好像剛長了羽毛，把小腦袋擱在鳥巢邊，好奇的望著世界的雛鳥，猜測著這個世界會帶給她什麼？

　　是遺傳也是天生，安琪卻有著絕對的音感，小小年紀，拉起大提琴，已是音樂家的氣勢；偶爾也會到一些小團體表演。對她來說，印象最深刻的就是到腦癌病房，演奏給跟她年紀相仿，正跟癌細胞搏鬥的孩子們聽。她想，癌細胞真是可怕啊！怎麼把他們臉上的笑容也奪走了。

　　萬萬沒想到，一個七月的早晨，安琪在籃球場上跟小朋友一起投籃，卻在躍起的剎那，跌落在地，同時摔斷了腿。接下來一連串的檢查，讓她的父母嚇壞了，彷彿一顆威力驚人的炸彈，無預警的爆開來：十歲的安琪竟然罹患惡性骨肉瘤，大腿骨幾乎被吃空，所以才會猛然間摔斷了。

　　緊急轉院，住進兒癌病房，安琪不懂發生什麼事情，大人躲著她悄悄說話，卻不處理她的腿痛。她氣得大喊：「你們不要當我是傻瓜，你們不要瞞著我，我要知道發生

什麼事情。」

　　安琪媽媽接受其他兒癌家屬的意見，主動告訴安琪，她必須接受化療、手術，挽救她的生命。原以為她會嚇得大哭，她竟然淡淡一笑：「好酷喔！」

　　安琪就這樣展開無休止的化療和手術。她沒有想到，化學治療這麼可怕，針藥不但殺死癌細胞，也殺死她的好細胞，她排山倒海的嘔吐，她拒絕進食：「吃完還是會吐，我不吃，就不會吐了。」安琪逐漸削瘦，沒有體力面對接二連三的治療，媽媽哭了、外婆哭了，所有愛她的家人都哭了，哀求她多少吃一些。安琪望著圍繞她哭泣的家人，這樣的痛苦比化療的痛苦更甚啊！於是她點頭答應進食，說也奇怪，此後再怎麼嘔吐，她都不怕了。甚至嘔吐的情況也減緩不少。

　　三個月的化療暫告一段落，安琪接受了大腿腫瘤、骨頭以及部分肌肉的切除，裝上別人捐贈的大腿骨，她好奇的摸著傷口問：「萬一這位姊姊後悔了，把骨頭要回去怎麼辦？」

　　「不會的，這位姊姊已經到天堂做小天使了。」媽媽的回答讓安琪明白，她得到好多人幫忙，醫生、護理師、

癌友家屬，還有陌生的姊姊遺愛給她。甚至有些名人、明星也會到醫院探訪他們，希望透過安琪他們努力抗癌的故事，激勵其他動輒用自殺放棄自己的人，珍惜生命。安琪和其他病童跟他們一起拍照、錄影，拍攝公益短片，覺得新奇：「為什麼我們生病，卻可以幫助人？」

當安琪聽到小黛在短片裡說：「我是小黛，我十三歲，醫生說我只剩下一點點生命，我好想再活久一點，我想開畫展。如果生命可以交換，你願意跟我交換嗎？」安琪開始哭泣，她沒想過十一歲的她，會這麼早面對生死的問題。

什麼是死亡？她這樣問媽媽時，媽媽臉上有愁容，想了好久才說：「我們每個人到世界上來都有任務，任務完成後，就回到天上，看起來好像死了，只是到了另一個世界。」

「那我還看得到你們嗎？」安琪繼續問。

「要等爸爸媽媽也到天上的時候，我們就會見面。」媽媽的回答，讓安琪不那麼討厭死亡，只要不會跟爸媽分開，去哪裡好像都不重要了。但是，她知道，如果她現在到天上，媽媽肯定會很傷心很捨不得的。

　　每個療程都好長，他們只好把醫院當做家，把喜歡的玩具、遊戲、撲克牌、書本帶到醫院，雖然安琪不太喜歡醫院，愛旅行的她卻懂得轉換心境，習慣跟別人說：「我住在五星級大飯店喔！」

　　好不容易可以回家了，追蹤檢查時，卻發現癌細胞跑到肺臟裡了，而且是大家很討厭的「滿天星」，好多顆好多顆，這要怎麼清理乾淨啊？當媽媽知道存活率只有30%，難過得不曉得怎麼跟安琪開口時，安琪卻率先問醫生：「開刀要多久啊？」當她知道比腿部手術時間短，她就鬆了一口氣，很帥氣的小手一揮：「開刀！」她相信，進了開刀房，就可以再一次阻擋癌細胞的攻擊。不管希望是多少，只要有希望，她就願意嘗試。

　　這以後，左右肺輪流都開了刀，安琪很幽默的跟醫生說：「既然這麼麻煩，乾脆幫我在胸腔上面裝一條拉鍊。」

　　醫生見識到安琪的樂觀，特別徵詢她：「隔壁病房有個小男孩要動肺部手術，他很害怕，一直哭泣，妳去看看他好不好？」安琪很快的點了頭，好高興可以幫助別人，只是她不知道要說什麼話，站在男孩床前，媽媽幫他們介紹著，安琪握著比她小兩歲男孩的手，微笑著：「痛三天

就不痛了，還是可以吃東西。」男孩竟然笑了，兩人此後成為好朋友。

　　安琪也因為這樣持續探訪其他戰友，彼此加油鼓勵，兒癌病房都知道她這位「微笑甜心」。透過醫院裡的音樂會，安琪演奏的大提琴樂音，也不時飄散在病房裡，帶來陽光般的溫暖。當喜願協會的阿姨來到醫院，幫助很多病童完成夢想，甚至讓安琪跟爸媽去了冰河旅行，她也在自己的體力可以負荷的情況下，參加各種義演。甚至有一回，癌細胞轉移到腎臟，剛做完切片，傷口還在流血，她蒼白著面容，在寒風中趕到腦瘤協會的音樂會去義演募款。

　　切除部分右腎後，就像肺臟，癌細胞在兩個腎來回跑，跟安琪捉迷藏，沒有人能夠告訴她，這是最後一次手術，這是最後一次化療，癌細胞通通被殺光了。爸媽四處幫安琪尋找治療方法、中藥偏方，安琪則在醫院、家裡的來回奔忙中，學會泰然處之。她跟兒癌戰友藉著麻將遺忘化療的難過，藉著拼圖的完成學習設定目標往前看，兒童主日學的老師來看她，送給她一段話，她很喜歡：「忘記背後，努力面前，向著標竿直跑。」

　　安琪也要忘記前面的手術化療帶來的痛苦，繼續努力。雖然有些戰友離開他們了，但是也有很多戰友，健康的回家、上學，展開新的人生。安琪相信她也可以。即使全身滿是十一次手術的刀疤，三十三次化療留下的傷害，她要為自己的生命爭取每一次機會。

　　化療傷害安琪的心臟、血紅素降低、皮膚潰爛、肝指數飆高，經常半夜掛急診，健保藥物用完，自費化藥輪著用，實在無計可施，甚至其他癌症的化藥也嘗試用用看。當他們等到還在試驗階段的標靶藥物，即使還無法確定是否對她有效，安琪也心甘情願當白老鼠。

　　就在他們一家歡天喜地計畫出國旅行時，卻發現標靶治療失敗，癌細胞根本沒有被殺死，而且更誇張的是，到處四竄，脊椎、骨盆、膝蓋、腦袋都發現蹤跡，整個醫療團隊已經束手無策。安琪反而倒過來安慰大家：「再等等看，說不定還會有新的藥。」當初她發病時，依稀聽過醫生說，病情不樂觀，說不定只有半年的生命。可是，現在，她已經抗癌快要滿五年了，她覺得自己好厲害喔！

　　媽媽卻承受不住的大哭，不斷問上帝，安琪已經吃過這麼多苦，上帝為什麼還是要把她接走？

　　當安琪愈來愈喘，只能吃流質食物，無法下床上廁
所，甚至要靠嗎啡止痛時，她請媽媽通知她所有的朋友來
醫院，她跟大家一一道別，鼓勵內向戰友多結交朋友，提
醒開始上學的戰友不要太拚，拜託正在治療的戰友不要放
棄，甚至一一向幫助過她的醫護人員致謝，她笑咪咪的
說：「我到天堂去開五星級大飯店，你們誰要先預約啊？」
安琪的面容始終安詳，髮膚始終散發著馨香，像一位微笑
天使，雖然留在人世的時間很短暫，卻留給大家美麗的回
憶。

以病為師

生命不管多長，都要認真活。如同曇花綻放一夜就謝掉，卻依然吐露芬芳，在那樣清冷的夜晚。

同病不只是互相憐憫，也互相打氣。癌症治療後，可以參加各種癌友組織的劇團、協會、俱樂部，得到安慰與鼓勵，甚至分享自己的經驗，幫助別人。想想看，除了自怨自艾，自己還可以做些什麼？

比方，可以為別人禱告；我癌症之後，體力差、抵抗力弱，每回出國旅行，教會弟兄姊妹就在晚禱會為我禱告。有一次在瑞士少女峰上，我發作高山症，幾乎無法呼吸，只好靜坐一隅，默默禱告、深呼吸，竟然就好了。後來才知道，那個時間就是晚禱會的時間，許多人正在為我禱告。

還有一群人遍佈世界各地，努力要研發新的抗癌藥物。曾經有位醫生發明一種治療乳癌的藥物，不會傷害人體，卻沒有經費，無法做人體實驗，後來可以做人體實驗

了，卻不是對所有人都有效。可是，他還是堅持到底，終於嘉惠許多乳癌患者。所以，研發團隊以及接受新藥實驗的人，都值得我們感謝。為了報答他們的努力，我們也要更努力的活著。

我曾經陪伴過一個叫做 DORA 的女孩，走過癌症，她十歲那年骨癌摔斷腿時，我剛好在她身邊，一路看著她對抗癌症。我問自己，這是一個怎樣的孩子，有著過人的勇敢。她告訴我：「我不勇敢，我只是不害怕。」話不多的她，總能用幽默話語化解大夥的憂愁，她就是這麼用微笑撫慰人心的孩子，所有認識她的人都喜歡她。她在人世間停留太短，但是，她走了以後，卻繼續影響大家。

有位網友在我的部落格留言，她的孩子本來打鬧、不聽話，看到 DORA 拍攝的珍惜生命影片，跟她一起掉眼淚，後來變得懂事多了。DORA 已經在影響他們，影響很多孩子，影響很多想要放棄生命的人。

只要還有餘溫，
就可以繼續燃燒

　　癌症手術後，向來生龍活虎的我，體力變得極差，出門走幾步路，就會喘，必須坐在路邊休息，才能繼續走。也因此，家事大都由媽媽、舜子分擔。因為當時我還在上班，也就心安理得的讓他們照顧。當我辭職後的某一天，我正在為著收入銳減傷腦筋，考慮是否要重新找工作，兒子突然冒出一句：「媽媽，妳現在不會賺錢了，是爸爸在養我們。」我聽了大哭，好像自己變成廢物、變成寄生蟲，自己要完了。

　　他們後來把兒子拉開，挨罵的兒子一臉無辜，全然不知道自己傷了媽媽的心，把媽媽打得趴在地上。那以後，為了證實自己還能貢獻生命，我開始找些輕鬆的事情來做。除了書寫短短的稿件，偶爾接受訪問，或是時間不長的小小演講，都在我的體力範圍之內。同時我幫教會編刊

物，擔任青少年團契的輔導，不讓自己停下來，好像生命可以繼續跳動。就這樣，慢慢的恢復體力，慢慢的增加工作量。

第二次癌症時，我剛好接手教會的跳蚤市場義賣會，為恆春基督教醫院募款，購買 X 光檢查儀器。全省各地湧來的捐獻物資，數以萬件，堆積如山，而我卻躺在醫院裡動手術。原本以為只是腹腔鏡的小手術，一星期就可以拆線，剛好來得及投入義賣會中。未料，檢驗報告出來，我罹患的是癌症，切除的腫瘤是惡性的，醫生要我好好調養，預防再發。

可是教會的弟兄姊妹們，望著堆滿倉庫的愛心物品，問我怎麼辦？他們都沒有經驗，幾年來都是我負責籌劃、推動、執行。我安慰他們：「不用擔心，上帝會保守。」為了讓他們釋懷，我抱著病體，跟他們一起整理物品、貼標價，媽媽不捨，哭著求我回家休息，小妹則勸媽媽：「平姐姐即使在家裡，一顆心還是會牽掛著的。讓她去吧！」

雖然很累很累，我的心卻是踏實愉快的，甚至我告訴自己，如果我的生命到此結束，就把這個義賣會當作最後

一件工作吧！再辛苦困難，還是要完成。當時，身邊有一位姊妹，丈夫罹患癌症末期，只能待在家裡，看到我的情況，就問：「妳怎麼這麼勇敢？我好佩服妳。」

「我不是勇敢，只是覺得如常過日子，我就不會東想西想，反而每天有件事盼望著我去做，我就會開開心心起床。」於是她也想通了，疼惜丈夫，就是答應她丈夫繼續上班。千萬不要以為得癌症就沒有用，只要還有餘溫，就可以繼續燃燒。知道嗎？那次義賣會創下有史以來的最高紀錄，我們為恆春基督教醫院募到兩百多萬元，大家都說：「那是奇蹟！」

守誠和玉如是大學時的班對，服完兵役後就結婚，組織家庭，他們是典型的床頭吵架床尾和的夫妻，吵得最兇的話題就是「政治議題」。守誠來自南部，深綠支持者，玉如出自眷村，全家都是深藍。平時還好，兩人頂多各看一台電視，只要到了選舉期間，簡直就是火上澆油。這天，因為拜票隊伍的擦槍走火，兩黨支持者打成一團，玉如一肚子氣，覺得也不過是一場選舉，有必要搞得大家變成仇人一般。學校放學後，回家就想跟守誠理論，等了好久，卻不見守誠進門。

　　當公務員的守誠，每天早出晚歸，準時回家，從不遲到早退，偶有應酬，他絕對會事先報備。難道他預知，今晚玉如會找他吵架？等到飯菜都涼了，守誠的手機也處在關機狀態，玉如塞了滿腹火氣時，守誠進門了，竟然沒有脫鞋就踏步進門，而且身上傳來陣陣酒味。他向來不喝酒的，是跟主管吵架，跟客戶鬧彆扭嗎？

　　玉如看到他一副委靡的模樣就有氣，大聲質問：「你跑到哪裡去了？知不知道我會擔心。」

　　守誠抬起臉，眼角竟然含著淚，玉如一驚，最近他的公司屢出狀況，經常上報，會是被經理削了一頓？還是近來糖尿病發作的公公病情惡化了？她緊閉嘴，不敢開口了，望著守誠，等待守誠自己說。

　　「公司體檢報告出來了，我的肝有問題，長了一個腫瘤。」守誠力持鎮靜的說，聲音卻忍不住發抖。

　　「你確定？有沒有照超音波或是什麼什麼核磁共振的？」玉如也緊張得舌頭打結：「沒聽你說不舒服啊！」

　　「我這陣子的胃一直悶悶脹脹的，我沒說，以為只是胃病。我照過超音波和斷層掃描，已經確定是肝癌。」

　　「那怎麼辦？你趕快請假，不不不，你不要上班了，

命要緊，趕快住院治療，好好休養，你太拚命了。看看是要開刀要化療，醫生一定有辦法醫治的，對不對？」玉如連忙扶著守誠坐下來。

「我問過醫生，動完手術後，我可以繼續上班，只要請幾天的假就可以了。」

玉如卻堅持要守誠把工作辭掉，守誠不肯：「現在工作這麼難找，而且，看病也需要花費，再說，我又不是要死了，妳不要那麼緊張。妳看那位神父，都癌症末期了，還到處演講鼓勵人。我已經決定了，妳不要再說。」

畢竟是癌症手術，對身體也是一種損傷，守誠比過去容易疲倦，胃口也差了許多。每天下班回家，累得不想說話，更別說跟玉如爭論政治議題。玉如也無意關心政事，反正國家有那麼多人挺著，她卻只有守誠這個伴。她到處打聽各種偏方，買中藥熬給守誠喝，守誠卻說：「西醫可以治，我每天都按時服用抗病藥，和保肝藥，我不需要吃中藥。」拒絕玉如一番心思。

玉如氣得直哭：「你不為了自己，也要為兩個孩子。一個國中、一個高中，我怎麼顧得來。」守誠也只是搖頭嘆息：「我知道，辛苦妳了。妳只要顧好自己，別管我，

沒事的。」

　　爲了讓守誠開心，投票那天，玉如拿著身分證圖章，跟他說：「走，我們去投票，你支持誰，我就支持誰。」守誠驚訝得望著玉如，開她玩笑說：「生病還是有一點好處啊！不過，今天我們都不投票，我們去山上走走。」

　　玉如把兩個女兒的午餐安排妥當，開著車，四處逛著，她側身跟守誠說：「謝謝你鼓勵我學開車，現在剛好派上用場，以後就由我當你的司機。」

　　「謝謝，這是我的福氣。」守誠的臉色因爲戶外的陽光，添了幾許紅潤，兩個人撇開選舉，聊起附近的山水：「念大學時，我們常來這座山郊遊，有好多年了吧！忙孩子、忙生活。」玉如嘆口氣。

　　「還有忙著吵架。最近妳安靜了好多，我很不習慣呢！」守誠拍拍她握著方向盤的手，「這個家換妳掌舵也不錯呢！我看妳這陣子把家弄得井井有條，讓我放心不少。」

　　守誠臉上帶著笑，玉如卻聽得起雞皮疙瘩，好像守誠要離開她，把家扔給她。從大學開始同學，他們談了二十幾年的戀愛，玉如總嫌守誠不爭氣，升不了官，只是一個

小主任，無法像其他同學的丈夫飛黃騰達，讓她有面子。

　　可是，現在想到守誠隨時可能癌轉移、病情惡化而離開她，她開始後悔，沒有多愛惜婚姻，只曉得跟守誠吵架，他的肝癌，會不會也是被她氣出來的？如果有上帝，她要認錯，謝謝上帝給了她這個好丈夫，他就是一輩子做小公務員，她也不嫌棄了，只要他可以活著，陪她過一生。

　　不料，按時運動、服藥、吃有機飲食的守誠，一年半後的追蹤檢查中，又發現肝臟裡有了腫瘤，醫生認為不適合手術，建議肝動脈栓塞。在玉如的強烈要求下，守誠答應請長假在家休養。可是，玉如卻發現，守誠變得益發沉默，以前會讓他暴跳如雷的藍綠爭鬧新聞，他竟然無動於衷，只對地理頻道、動物節目有興趣。

　　玉如下班時，發現守誠的姿勢幾乎跟她出門時一樣，一動也沒動，冰箱裡的食物他也吃得很少，他總是說：「沒有胃口。」

　　玉如擔心得在學校的廁所裡大哭，同事問她原委，玉如說：「我怕死了，守誠這樣子好像植物人，不跟我說話，也不吃不喝。」在醫院擔任志工的同事建議她：「妳

這樣把他綁在家裡，看起來是愛他保護他，不讓他被外界細菌感染，可是，他卻完全失去動力，說難聽點，他好像就只能坐著等死。不管他病情如何，妳就順其自然，不要約束他，讓他覺得自己還有用，激起他的生命意志。」

玉如不曉得守誠自己是否願意回去上班，夜裡在床上，她抱著他、撫摸他，溫柔的問：「你最近精神比較好了，你要不要回去上班？」

守誠似乎不習慣玉如這樣跟他親熱，把她推開說：「公司怎麼會要我？我一個廢物，什麼都不能做，搞不好，還惹人嫌，我還想找一天辦退休算了。」玉如聽得出守誠的意思，於是，悄悄找到他公司經理，把守誠目前的情況大概說明，「我希望由你們主動邀他銷假回來上班，照過去給他事情做，不要把他當作病人。」

過不久，守誠喜孜孜的告訴玉如：「我下星期要回去上班了，經理說，公司少了我，效率差了很多呢！」接下來幾天，守誠忙著理髮、買新衣服，好像服完兵役頭天要上班一般興奮，玉如知道，自己做對了決定。

果然，守誠的胃口開了、面色紅潤了、體重也增加了，看到電視新聞台報導兩黨惡鬥的新聞，也忍不住批

評：「太過分了，這樣的執政黨應該下台了。」玉如順勢接口：「好啊！你去做啊！看你有多厲害，就只會一張嘴罵人。」說到這裡，玉如頓時縮口，好擔心影響守誠的情緒，惹他不高興，對病情不利。哪想到守誠轉過頭斜睨她一眼，然後大笑：「這才是我的老婆啊，我的老婆又回來了。眞奇怪，妳不跟我吵架了還眞不習慣。」玉如輕輕捶了他的肩一下，兩個女兒聞聲跑出臥室，也笑著說：「哈哈，爸媽在談戀愛了，媽媽臉紅了呢！」

以病為師

　　抗癌的病人雖然身體折損，或許比較虛弱，但是他的能力不打折，甚至更有過人表現。所以，不少罹癌的人，都會大聲疾呼：「請不要辭退我。」

　　有位罹癌的牧師說過：「我不要在家裡休息，我要繼續上台講道，在講道時倒下，被上帝接走，那是何等榮耀的事。」

　　一位癌症末期的男士，他不想關在家裡，所以回公司處理簡單的事，醫生宣布只有一年的壽命，因為心情好轉，他多活了一年多。還有位女士罹癌後，丈夫不愛她，兒子卻照顧她，讓她努力活下去，同時在醫院擔任義工，認識其他癌症病患，彼此打氣，至今健康的活著。

　　一位腸癌轉移的患者，雖然醫生告訴她只剩兩星期的生命，她依然每天起床化妝，穿得美美的。同時約了油漆工人把家裡漆得煥然一新，還把汽車送廠整修。朋友問她怎麼不多休息？她說：「房子要留給我女兒，車子要給兒

子，我當然要弄得漂漂亮亮交給他們。」甚至朋友家聚餐
開派對，她也熱心做了菜送過去，不希望大家把她當作病
人。直到她過世前一天，她打電話給好友：「你不要來看
我了，我就要走了，再見。」她在睡夢中離世，沒有浪費
她在世的每一天，卻把愛與美麗留給大家。

　　癌細胞雖然傷了我們的身體，請不要就此被它擊垮、
被它綑綁住，一樣可以順其自然的過日子，每天帶著盼望
起床。生活如常很重要，不要天天想到死亡，那更會影響
生活的品質。

幸福不是神話

　　當我們待在熟悉的生活圈時，因為覺得安心，就不想脫離，以免離開之後，危險與挑戰接踵而至。所以我們習慣到吃過的餐廳吃飯、習慣走每天走過的道路、搭乘習慣的路線交通工具、待在習慣的朋友圈裡……可是，凡事都有第一次，我們的第一次不也是一種冒險？不冒險，就永遠看不到生命的無限可能，機會，永遠等在前面，要看我們是否踏出腳步，跟機會相遇？

　　我本來就喜歡冒險，可是癌症讓我困居小室，我擔心受傷染病，白血球只剩兩千的我太快死去，加上體力漸虛，我不想挪動身軀，假裝事情不曾發生，就這樣得過且過，看上帝什麼時候收回我的呼吸心跳。上帝卻不放過我，祂把一條充滿荊棘的道路放在我前面，催逼我往前走。往回望，雖然有退路，但是，看起來退路不見得比前

面的路要美好，於是我只好往前走。

　　第一步是辭職！這對渴望當職業婦女、擔心沒有收入的我來說，真的很難，可是，身體愈來愈糟，不辭不行啊！當我勇敢辭職後，真的沒有想到，更加海闊天空。竟然有人邀我演講，我有舞台恐懼症啊！硬著頭皮去了。

　　國語日報邀我寫兒童故事，我沒有寫過耶，很難嗎？會不會有人笑我小說寫不好，所以落跑了？我告訴自己，這是挑戰，只要成功，就多了一條路。於是，我終於明白，為何我始終有一顆童心，就是為了可以寫童書、童話，於是，這些年我繳出的成績單是：連續寫了近四十本童書，也得了不少獎，真是一連串驚喜啊！

　　除了可以到世界各國旅行，我有更多的時間創作，而且，我還接受不同的挑戰，擔任青少年輔導，到佳音電台主持節目，跟女兒合作創作音樂專輯，在教會舉辦跳蚤市場義賣會，為恆春基督教醫院和台東基督教醫院募款……天哪，這是我罹癌以前不可能碰觸的領域啊！當機會在前面，只要張開手，緊緊把握，機會就是你的。

　　莉荼跟男友小剛戀愛八年，眼看著青春逐年消逝，盡管她多次催促小剛趕快結婚，小剛總是說：「我的錢存得

不夠，再等我一年。」莉棻擔心自己等成了高齡產婦，自費儲存了冷凍胚胎，這樣即使晚幾年結婚，她還是可以生下自己的孩子。直到她腸胃不適，同時合併腰痠等現象時，她隱約有不祥的預感。

當年小阿姨就是頭痛、胃痛許久，一直當作胃病醫治，後來才發現是子宮頸癌第二期，只好割去子宮、卵巢，身為獨子的未婚夫就跟她解除婚約，雖然小阿姨的癌症得到醫治，她因為傷心過度，終身未婚。莉棻也會遇上子宮頸癌嗎？她還沒有結婚，也沒有性經驗，怎麼可能這麼倒楣？莉棻還是硬著頭皮去做婦科檢查，出乎意料之外的結果，她不是子宮頸癌，而是更麻煩的卵巢癌。

莉棻涼了手腳，想打電話給小阿姨，可是，小阿姨自己都鼓勵不了，能給她什麼安慰？她只好去找小剛，吞吞吐吐的說：「醫生建議我們早點結婚，也許還來得及生孩子。」

小剛狐疑的望著她：「妳是不是跟醫生串通好要來騙婚的？我跟妳說今年不可能，要等明年，妳就那麼等不及嗎？」

「你不相信，可以去看檢查報告。如果繼續惡化，我

的卵巢就保不住了，就不能生孩子了。」莉菜的淚水不只是為著自己的疾病，也是為著小剛的冷酷無情。

「好，我相信妳，所以，如果這是事實，我們只好分手了，妳知道，我是家裡唯一的兒子，肩負著傳宗接代的責任。」八年的愛情難道都是假的？莉菜無條件的付出，換來的卻是如此的絕情。王子公主幸福一輩子的故事畢竟只是一篇篇童話。

望著小剛離開的背影，她覺得自己的生命已經提早進入冬天。在她最需要扶持的當頭，小剛卻選擇棄她而去。失去小剛，陪著她的卻是癌症的報告，這樣活下去還有什麼意思？莉菜租借了漂亮的禮服，來到她跟男友每天騎車都會經過的橋邊，巡邏的警察阿國覺得奇怪，天氣這麼冷，莉菜卻穿得如此單薄，走過來問：「小姐，這麼晚了，不要在這裡逗留，趕快回家去。」

「你放心，我不會自殺。我明天就要結婚了。」莉菜苦笑著。

阿國不疑有他，往橋的另一邊走去，邊走邊回頭，驀地，就在阿國轉身的剎那，莉菜翻過橋，跳了下去。阿國一急，也跟著跳下去，幸好阿國是游泳好手，順利把莉菜

救起，救護車將她送往醫院，阿國的同事也趕到現場，把
他送到另一家醫院。因爲冬天太冷，阿國凍病了，等他康
復以後到救治莉菜的醫院打聽，卻找不到她，她已經搬離
原來的租屋。

　　過不久，阿國送車禍的傷患到醫院，意外的在急診室
看到莉菜的背影，他趕忙追過去，叫住莉菜：「小姐，小
姐！」

　　莉菜轉過頭來，一臉迷惘的問他：「我認得你嗎？」

　　阿國抓抓頭，有些不好意思的說：「那天晚上，妳在
河邊──那個，我跳下去──」他比了個跳水的姿勢。

　　莉菜苦笑一下：「原來是你這個多管閒事的人，怎麼
就是不肯放過我？」在醫院的日光燈下，阿國注意到莉菜
的臉龐十分蒼白，不是她這種年紀的女孩該有的臉色，關
心的問：「妳是不是不舒服？」

　　莉菜不想隱瞞他：「我得了卵巢癌，快要死了。」

　　「難怪妳──醫生怎麼說？有辦法治嗎？妳不要放
棄，我一個同事鼻咽癌末期，都完全好了，妳一定要爲自
己爭取機會。」阿國好著急，好像是自己得了癌症。當他
打聽到莉菜上班的地方，他天天到門口守候苦勸：「妳一

定要去醫院，不要放棄。」

　　莉棻的同事還以爲他是莉棻新的追求者，逼問之下，
這才知道莉棻得了癌症，大家一起加入勸她住院的陣容。
莉棻心想：或許是命不該絕，老天爺派人來救她了，她就
試試看吧！於是莉棻跟醫生商量，請醫生無論如何要保留
她另一邊健康的卵巢和子宮，同時施行化學療法。她心裡
還是期盼著小剛的回頭，可以跟她孕育他們倆的孩子。

　　阿國也覺得自己跟莉棻有緣，只要不值班，就到醫院
探視她、說笑話給她聽，隔床的病患家屬以爲阿國是她男
朋友，還勸莉棻：「趙小姐，他對妳眞好，我看過很多男
人知道女朋友癌症，就跑掉了。」

　　「他不是我男朋友，我這種人哪有資格談戀愛？」莉
棻想到拋棄她的小剛，知道她住院後，一次也沒有來過，
心頭又是一陣痛，忍不住猛咳起來。

　　阿國剛好走進來，心疼地用手掌心輕順著莉棻的背：
「怎麼了？妳不要說話，多保留元氣，我說故事給妳聽。
妳看，我幫妳買的帽子漂不漂亮？」莉棻因爲化療，頭髮
開始掉落，吹著冷氣，不時說她頭涼、頭疼。

　　才說著，莉棻覺得噁心想吐，來不及拿嘔吐盆，她已

經吐得阿國的警察服都是土黃色的膽汁。阿國不顧自己的
衣服骯髒，連忙幫莉茱擦洗，莉茱邊哭邊說：「你幹嘛對
我這麼好，我又醜又髒又病，又沒有希望了。」

「妳不要趕我走，我們有緣，要不然妳怎麼會遇到
我？醫生也說，妳的情況有點好轉，這表示我的照顧是有
效的。」阿國緊握莉茱的手，含情脈脈的望著她，他知道
自己愛上她了，自從在河裡救她起來後，他們兩個的生命
就牽繫在一塊兒。「答應我，讓我照顧妳，莉茱，我愛
妳，嫁給我。」阿國鼓起勇氣說，莉茱嚇得甩掉他的手：
「你瘋了，我不要聽這些。」莉茱尖叫起來，護理師只好
趕忙請阿國離開。

莉茱的同事小華來看她，聽說阿國跟她求婚了：「妳
現在這麼落魄，既不迷人，也沒有錢，他喜歡妳一定是真
心的。」

「那有什麼用？等我死了，還不是一場空，他只是覺
得好奇，跟一個快要死掉的人談戀愛是什麼滋味，反正也
不要負責任。妳知道的，我叔叔對嬸嬸多癡心，日夜照顧
她，可是，嬸嬸癌症過世沒多久，叔叔就另外再娶。根本
是虛假的癡心。」

「或許，他當時對嬌嬌是真心的。只是嬌嬌不在了，他也需要愛情的滋潤。」小華說。

「什麼愛情？都是騙人的。我還活著呢！分手不到兩個月，小剛就跟別的女生結婚，騙子、騙子，我不相信這個世界有愛情。」

「妳想想看，即使妳真的離開，至少享受過愛情。我想有這樣的男人對我都等不到呢！」

每次看到阿國走進病房，莉菜都想轉過頭去不理他，可是，阿國總是有本事把她逗笑，然後跟她說：「我已經挑好日子，也幫妳找到妳喜歡的白紗禮服，只等妳點頭。」

阿國的鍥而不捨，終於打動了莉菜，整間病房聽說這個好消息，所有人都興奮起來，幫忙張羅這場醫院婚禮。

婚禮那天，莉菜挽著阿國，走到證婚人面前，臉上洋溢著幸福的笑容，她相信，有著阿國的悉心照料，她將會一天天好起來。因為她知道，愛，是最大的力量。也或許這一份愛，讓她可以懷孕，生下阿國的孩子。

以病爲師

「愛情，眾水不能熄滅，大水不能淹沒。」這是聖經雅歌書的一段話，說明愛情的偉大，無人可以測度它的力量。所以，我們不能小看愛的力量。

電影「九頂假髮的女孩」，改編自真實故事，女主角罹患癌症，病情嚴重，她以為自己必死無疑，當她深愛的情人跟她示愛時，她卻拒絕了他。後來情人另外結交女友，她卻發現自己的癌症竟然康復了。她喜孜孜的去找情人，希望他們重新開始，可是，情人卻告訴她說：「來不及了，我即將結婚了。」女主角痛哭失聲，可是已經無法挽回她的最愛。

類似這樣讓人心酸的故事不少，某個罹癌的女病人把錢財做了分配，大房子賣掉，自己住小房子，因為她無法有性生活，勸老公結交女朋友，之後，老公愛上她聘請的看護，兩人出雙入對。她一心等死，醫生卻告訴她，體內的癌細胞都沒有了，這個好消息對她簡直就是晴天霹靂，

她只好無奈的黯然離去。

　　奉勸癌友們絕不要這樣，不到最後不要放棄，即使真的提早離開世界，還是可以擁抱你的愛，在他懷裡看完人生最後一抹夕陽，不要把他從身邊趕走。趕走一個愛你的人也很殘忍。一個趕不走的愛人，會讓你知道，你擁有的是一座寶藏。

　　「伴你一生」的電影裡，男主角就是深受女主角無私的愛的感動，決定接受治療，拚命做最後一搏。只要肯放手一搏，生命就真的會有希望。

總有一天等到你

我很沒有耐性，典型的急張飛，不喜歡等，搭車愛擠第一個，看電影只要買票隊伍很長，我就買黃牛票。癌症等於考驗我的耐性，第一次切片檢體送台大要七天，我堅持送婦幼，只要三天，因為受不了煎熬。醫生見情況不妙，勸我立即住院，別人勸我多考慮，我卻立刻答應說好；我就是不喜歡等，就怕晚了一天，滿身滿肚子都是癌細胞。

可是慢慢發現，有些事情必須等。例如手術後的淋巴結等組織送去化驗，就不能急，必須按照預定時間，讓檢驗師仔細檢查有無癌細胞竄出子宮之外，後續要不要照放射線，就看此份報告來判定。

半年後再發的放射線治療，二十次大電（腹部正面和背面大範圍的照射）結束，接著是兩次小電（機器定點針

對患處照射）。我躺在台上，粗大的管子塞入陰道，用銥元素針對患處治療，不能亂動，乖乖等著時間到，否則照偏了，該殺的癌細胞沒殺到，連累好細胞。

照完放射線之後，體力變差，無法跑步，連快走都不行，只好慢慢走、慢慢過馬路、慢慢喘氣，連說話都不能急，等身體慢慢恢復健康。

我最怕的是後續追蹤的斷層掃描，有時候要注射顯影劑，我的身體極易過敏，渾身發紅瘙癢，尤其是顯影劑流過全身，簡直難過到要喊救命。好希望有親人在身邊，可是他們都被阻隔在外。核磁共振也很恐怖，佌大的機器轟隆隆的吵死人，好像泰山壓頂，也像是密閉的外星人基地，我有密室恐懼症，根本不敢張開眼睛，緊閉雙眼，不停安慰自己快好了快好了，腦子裡反覆唱著同一首聖詩，偶爾因為專注背誦歌詞，時間似乎過得比較快。

這些都急不得，必須按照醫檢師的口令：「深呼吸、憋氣，深呼吸、憋氣。」全部檢查項目結束，才可以離開，解除警報。

一段時日之後，我才體會到，很多事情就是必須等待，如同懷孕的母親，等待瓜熟蒂落。我兩個孩子不都是

過了預產期才分娩的。而癌症之中，等待恢復、等待藥物、等待治療、等待健康之中，可以看到我們自己生命的韌度，如果耐不住等待的煎熬，而放棄努力，就看不到美好的果實，那多可惜。

甘美在旅行社上班，經常帶團飛來飛去，去過好多國家與城市，小馬每次都想要跟去，甘美不答應。甘美曾經讓小馬跟她去過一次，大陸的行程本來問題就多，又遇上團員腹瀉、台胞證遺失等問題，甘美焦頭爛額不說，小馬又吵著要她陪他晚上去按摩，甘美累得只想休息，臉色不佳，口氣也不好，氣呼呼說：「你不幫我忙就算了，你可不可以像個成熟的大人？要去你跟其他團員一起去。」

向來很黏太太的小馬也很委屈：「喂！我是妳老公耶，我也有付團費，再怎麼說，妳也該滿足我的需要。」

甘美火大了：「我再也不要跟你一起出來旅行了，幼稚、無聊。」她「砰」的一聲關上浴室門，不跟小馬說話。之後的行程，甘美就是不理小馬，板著一張臉，鬧得很僵。

可是過了一段時日，小馬又開始糾纏甘美：「帶我去旅遊啦，我保證不吵妳，自己欣賞風景，我甚至可以跟其

他團員同一房間。」

「算了，我才不信你的話，不照顧你，你會生氣；照顧你，團員會生氣，回來告我一狀，連小費、獎金都沒有了。」

「妳都帶妳媽媽去，妳偏心。」

「我媽媽會照顧自己，從來不煩我，有時候還幫我處理團員的問題。」甘美就是不鬆口。

小馬開二手書店，平常時候走不開，只有過年可以休幾天假。聽說甘美又要帶團，不能在國內過年，就力爭：「我也要去，我想去散散心，最近銷路不好，我的睡眠也不好，胃口也變差了，醫生勸我出去走走。」

可是甘美反對：「過年團費高，每一團都客滿，孩子也要人照顧，等下回吧！」想到自己不能陪小馬過年，這已經是連續第三年了，心裡不免有些虧欠。

暑假旺季又到了，一團接一團，甘美帶團好辛苦，往往回家一天又走了，夫妻幾乎見不到面，說不上幾句話。

剛好三個孩子放假，去山上的外婆家玩，加上暑假團臨時有人退出，成不了團，甘美就邀小馬湊一個，補償似的說：「我幫你出團費。」

　　小馬卻拒絕了：「我不想去，店裡忙。」

　　甘美以爲他在賭氣，便好言相勸：「去啊，去啊！北海道風景美、食物可口，你一定會喜歡。」

　　「我好累，不想動，腰也痠，搬書腰會痛，況且，最近失眠更嚴重了。」小馬苦笑著：「大概是一個人睡雙人床，想太太啦，好久沒親熱了。」

　　「找個工讀生吧！你也快五十歲了。不過，看你身材倒是變好了，凸出來的肚子都消下去了。」再三叮囑要小馬記得看醫生，甘美又出發了。小馬嘆口氣，搞不懂這個太太，有著過人精力，似乎永遠不會累，兩人不過差三歲，眞是羨慕她。

　　暑假結束，小馬還是沒有看醫生，只是推拿治療腰痠，而且變得更瘦了。甘美無奈的嘆氣：「你就是不聽話。」

　　「誰要妳都不管我。」小馬有些撒賴的說。

　　甘美覺得不妙，陪他去醫院檢查，從疼痛科轉內科，又轉血液腫瘤科，直到抽了骨髓，確診他是骨髓性白血病。「白血病是什麼病？要不要緊？」小馬尚未體會到事態嚴重。一旁的住院醫師擔心小馬不知這病輕重，脫口而

出：「是讓你一個月就會死的病。」

　　聽說這病沒有藥物可以治好，頂多控制住，甘美當場痛哭失聲，倒是小馬反而一派輕鬆，拍拍甘美的背：「妳聽，醫生說可以控制住。」

　　白血病也就是俗稱的血癌，分為慢性、加速期、急性，幸好小馬是慢性期，沒有立即的危險。但是他服用的化藥很容易造成肺部鈣化，影響呼吸，一旦鈣化就必須停藥，停藥時癌細胞可能又冒出來。他只好想辦法加強肺部功能。

　　甘美鼓勵小馬：「只要我沒有帶團，我就陪你去運動。」

　　「真的？」小馬眼睛一亮：「太太，我好愛妳，妳為我犧牲這麼多，妳以前從來都不運動的，我每次邀妳爬山，妳都說，累死了，我要睡覺。」

　　甘美捏捏他的臉頰：「少肉麻了。你自己也要加油，我當初很早沒有爸爸，媽媽一個人照顧我們好辛苦，你不要讓孩子沒有爸爸。」小馬點點頭，他自己也是小學就失去父親，頗能體會甘美的話。所以，只要有人提供偏方，他覺得不太昂貴，看起來不會太難吃的，他都盡力找來，

例如巴西甘藷葉、小麥草汁等作爲輔助。

眼看著藥物效力降低，癌細胞又冒出來，醫生建議小馬採取骨髓移植，他知道成功率很低，跟醫生討論後，寧願等待新藥。當他每次看到回診的人，蒼白著臉搖著頭跟他說：「沒效了，沒有用了。」小馬還會鼓勵他們：「要有信心。」

信心是一回事，藥物是否能夠殺死癌細胞又是一回事，小馬總算等到專治白血病的藥，可是，這藥性很強，吃少了，壓不住癌細胞，吃多了，血小板又會降低，血小板一旦降低，就不能繼續服藥，不服藥，癌細胞就會竄出來。他上網查過，可以吃豬皮、貓肉、鱷魚尾巴、黑蜘蛛……一堆的偏方增加血小板，他看了都快嚇死掉，怎麼敢吃到肚子裡？

甘美勸小馬：「二手書的黴菌這麼多，對你身體不好，把書店關了吧！」

小馬堅持不肯：「現在不景氣，二手書的生意正好，而且三個孩子放學會來幫忙。」

甘美悄悄擦眼淚：「我也是怕你醫病要花很多錢，現在出國旅行的人多，我這工作收入比過去好，所以不敢辭

職。如果你要我辭職陪你，我就辭職。」

「沒關係，妳去做妳想做的，我只要不成為妳的包袱就好了。」一場大病，反而讓小馬歷練得比過去成熟，不像過去整天黏著甘美，她帶團的日子，幾乎每天都是一通電話，只要甘美沒接他電話，他就緊張得打給她公司詢問。

「好，只要你不怕，我就不怕。」甘美跟小馬互擁打氣，短短三年，小馬已經從胖馬變成瘦馬了。幸好在小馬的鍥而不捨下，接受朋友建議，用蓮藕、瘦肉、白茅根加紅棗熬湯，每天喝，因為不難喝，而且看起來也不噁心，加上喝了不久後，血小板果然上升，夫妻倆開心的好像中了彩券。眼看著癌細胞控制住了，小馬的體力也慢慢恢復，夫妻倆還計畫一起跟團到日本京都大阪神戶旅行。可是，小馬卻突然在浴室昏倒，原來，他一直服用的藥物又沒效了。

這樣起伏輾轉，小馬幾乎要絕望了，朋友卻告訴他，有一種實驗十年的標靶藥物在美國快要上市，正在申請核准中：「你要想辦法讓自己活下去，就可以等到這個藥。」夫妻倆又燃起新的希望，同時，為了多陪伴小馬，甘美終

於決定辭掉旅行社的工作，轉而幫忙小馬處理二手書店的業務，還跟他說：「這是另一種文字旅行啊！」

等待期間，他們依然維持早上運動的習慣，邊走邊聊，小馬累了喘了，甘美就停下等他，挽著他細瘦的手臂，似乎有些明白，夫妻的步調有時必須彼此配合，不能自己一味往前衝。希望老天還會給他們時間，即使小馬像過去一樣黏膩她，她也甘願，如同她的姓名，甘願才美啊！小馬也不斷提醒自己，不要想到自己會死，要想到有希望，他一定可以等到新的藥物問世。心情愉快而積極，加上每天呼吸新鮮空氣，小馬終於等到醫院的通知標靶藥物來了，因為新藥還在試驗期，所以免費服用。

他們依然樂觀等待服藥結果，雖然陸續聽說別人服用無效，已經走了，他還是告訴自己，這藥對自己絕對有效。兩個月後，醫生告訴他，他的指數全部恢復正常，包括紅白血球、血小板、血色素，更重要的是，癌細胞沒了。

十年的長期抗戰，頭一回看到自己的指數正常，小馬喜極而泣。但是他知道，這場戰役還沒有結束，許多的副作用諸如骨頭痛、皮膚癢、體虛、頻尿……都會跟著他，

甚至他必須終生服藥。

　　可是，這些他都不在乎了，因為甘美終於跟他說：
「你想要去哪裡旅行，我都陪你去，我要做你的專屬領
隊、導遊。」多年來忙著帶團旅行，甘美幾乎忘卻小馬最
需要她的陪伴，而今，他等待每一次新藥的韌性，讓她折
服，而他，也等到了她全心的愛。

以病爲師

守株待兔的故事，聽過吧？可能等一輩子也等不到兔子，因為牠從樹洞另一頭跑掉了。但是，說不定你會等到一隻迷路的狐狸，或是地鼠、山雞，都好。

只要你夠耐心等待，許多美好的結果都會遇到。

有一位史密斯先生，三十多歲的他得了腦瘤，腦瘤的位置無法開刀，醫生說，他只有三個月壽命。他卻不放棄自己，到處尋找可以幫他動刀的醫生。五年後，他得到機會動手術，更重要的是，他奇蹟似的復原了。別人或許會放棄你，唯有你不可以放棄自己。

就在我書寫這本書的過程中，我看到卵巢癌孕婦順利生產的新聞，血癌、肺癌、黑色素瘤……等，不需要副作用強烈的化療，可以完全仰賴藥物的標靶治療，未來，化療可能走入歷史。醫學界不斷付出心血努力，而許多的生命故事也在不斷上演，癌友所要做的，就是保持愉快的心境，同時，體貼家人的辛勞。

　　例如癌爸爸體諒妻子的忙碌，又上班，又要照顧孩子；癌媽媽要顧好自己，不要為了擔心家人，自己賠上性命；還有癌寶寶，不要無理取鬧，要配合醫生，不要吵著爸媽天天陪著他。因為家裡還有其他兄弟姊妹也需要爸媽的愛。

　　保持喜樂的心比花費鉅額金錢買健康食品更重要。有一回，我站在朝陽撒下的廚房調理抗癌的飲食，皺起眉頭，喝著糊糊的蔬果汁，勉強吞嚥著，邊想起食安專家說的，生鮮食品有寄生蟲⋯⋯我擱下杯子，問自己，可以吃的東西那麼多，幹嘛自找苦吃，吃一些自己不喜歡的東西？

　　罹癌以來，我吃過樹根樹皮熬藥、百花蛇舌草熬湯、蘆筍、地瓜葉、玉米鬚煮湯、靈芝、蜂王乳、酵素、小麥草、紅蘿蔔粉、花粉⋯⋯有些是朋友送的，有些是別人推薦買來的，塞滿我一肚子「奇花異草」，大多數對我都沒有什麼用，還讓我又吐又瀉，身體情況更糟。但是，放射線治療期間，我服用高劑量維他命C，吃富含維他命C的水果，還用維他命E油塗抹照射的腹部和後背，效果倒是不錯，不像其他患者皮膚被灼傷。

　　病過、面對生死過，就會知道，什麼對自己最適合。
所以，即便是向來節省的人，治療期間不妨想開點，搭計
程車進出醫院，別勉強擠公車、搭捷運，空氣品質不好，
還有一堆人玩手機的電磁波，你疲乏無力之際，又沒有人
讓你座位，豈不淒慘？

　　為了討好自己，你可以換個新潮髮型、去聽十場喜歡
的歌手的音樂會、吃五星級飯店的法式料理、買套新沙
發、搭飛機的商務艙、包車環島旅行，甚至跟食之無味的
情人分手。

　　我們一生都在等待一個答案，明白上帝創造我們的心
意。此後，無論遇到好事、壞事，你都不需要再問，為什
麼是我？你只要迎上前去，歡喜接受，唯有忍耐到底的，
必然得救，而答案，自然就在你的眼前揭曉。

奇蹟兩次來敲門

　　我前後跟癌症有過三次過招機會，第一次，三十八歲，子宮頸癌 1B；第二次，三十九歲，切除子宮頸的縫合處再度長出癌細胞；第三次，五十八歲，後腹腔平滑肌惡性腫瘤。很多人問我，哪一次最讓我害怕？

　　第二次。

　　為什麼？第一次時，因為沒有得過癌症，加上外婆當年比我還嚴重都痊癒了，我心想應該不會死，所以怕歸怕，住進醫院也就按部就班照著醫生建議走。

　　第二次時，時隔才半年，癌細胞又竄出來，表示第一次沒有清除乾淨，或是癌細胞威力驚人，短短半年又冒出來，這表示，治療無效，我的小命危矣！

　　第三次呢？開刀時以為它是良性，所以沒有太多擔心，等到化驗報告出來，該切的都切了，只好逆來順受。

　　對很多人來說，最希望治療後，癌細胞從此清潔溜溜，只要懂得調養，飲食加上運動，癌細胞再也無法騷擾我。最怕的就是癌症再發，欲走還留，去而復返，以為從此跟癌症劃清界線，永無瓜葛。如同恐怖情人看似銷聲匿跡，誰知在街角跟他又不期而遇。

　　可是，轉移、復發，或是又罹患一種癌、兩種癌，時有所聞，或因為我們的癌症體質，或是我們又忘了照顧自己，或是根本不知道的莫名原因。說實話，癌後幾年，我真的很乖，不吃泡麵、臭豆腐或是香腸等醃製品，只吃「食物」，不吃「食品」。辭去工作後，每天只要累了就睡，偶爾運動，善待自己，生活規律又正常。

　　慢慢的，五年的危險期過了，我漸漸鬆懈。十年又過了，等於解除警報，到處遊山玩水，不亦樂乎。十五年過去，我寫書、旅行、演講、主持節目、辦活動，忙得不可開交。甚至保險公司都說我可以再投保。二十年後，高血壓居高不下，收縮壓甚至高達180-200，換了三種藥物都降不下來。醫生再三要求我，住院檢查，工作忙碌的我，推拖了兩次，最後才心不甘情不願的住了院。

　　竟然又罹患癌症，我呆立在醫院大廳，不明白怎麼回

事？不是免疫了嗎？我不是跟上帝祈求活到八十八歲嗎？
只能怪自己又不聽話了。兩種癌症，都是原位癌，算是不
幸中的大幸，只是，為什麼我跟外婆那麼像呢？

　　外婆出生於民前二年，她像許多典型的中國婦女，結
婚後生兒育女，相夫教子。外公雖是軍醫，卻生活簡樸。
由於四個舅舅個個都是大胃王，食指浩繁，對外婆來說，
持家是一樁辛苦事，可是她從未抱怨，只是想盡辦法讓一
家溫飽。外婆四十三歲那年，我四歲，尚不懂事，也沒多
少記憶，只是聽媽媽轉述。當時外婆因為月經未來去看醫
生，才發現自己懷孕，同時子宮頸出血。

　　經過診斷，外婆罹患子宮癌，已經三期末，在醫藥不
發達的那個年代，等於是宣判死刑，外公雖是醫生，也找
不到特效藥可以救外婆。醫生建議先引產，把子宮內的孩
子拿掉，然後用雷錠治療她的癌症，希望把癌細胞殺死
掉。雷錠治療結束，外婆每週一次照射小電，做了大約四
次。

　　擔心年輕守寡的媽媽沒人照顧，在外婆作主下，媽媽
再度結婚。那時外婆常常會收到同批住台大病房的子宮癌
患者的信，告訴她誰走了，最後，同一批十六位癌患陸續

都走了，她的心情低落，擔心終會輪到她自己。

　　某天，外婆家有人按響門鈴，一位不認識的老太太，說要傳福音給她。聊天中，她知道外婆罹患癌症，就跟她說：「耶穌是大醫生，只要相信祂，祂可以治好妳的病。」外婆心想，有人願意治她的病當然好，她就點頭說相信。沒想到，奇蹟出現，接下去的追蹤檢查，沒有發現癌細胞，三個月、半年一次的檢查，延長為一年一次，十年後，醫生宣布，外婆的癌細胞沒了，她完全痊癒了，不需要再追蹤了。

　　這是外婆遇見的第一個奇蹟。

　　嚴格說起來，外婆雖然喜歡碎碎唸，跟外公鬥嘴吵架，可是，她卻是百分百賢良婦人，出身書香門第，大學肄業，是那個時代極少見的高等學歷。她不打麻將、不串門子，不太像眷村媽媽，她在家裡撒掃、煮飯、洗衣補衣、教育四個頑皮上了天的舅舅，她不穿華服、不穿金戴銀，一雙沒有纏裹的大腳裡外跑出跑進，還有兩位舅公（外婆的哥哥、弟弟）也住在外婆家，都要她張羅照顧。

　　說她不累才奇怪，可是，她就是有本事全家第一個起床，很晚才睡覺。所以，她的癌症除了跟飲食有關，或許

也是累出來的。外婆是無錫人，燒了一手可口的江浙菜，她的紅燒蹄膀、筍燜烤麩，都是一絕。她的三餐正常，自己做泡菜、豆腐乳、臘八豆，吃得很簡單。她唯獨喜歡熱燙燙的食物，幾乎不外食。偶爾被我逼急了，才為了討我開心的吃一趟基隆廟口小吃。這樣的外婆，除了低血壓，身體很健康，讓我們放心不少。我結婚搬離基隆到台北居住後，依然每週回基隆探望她。

　　就在外婆七十五歲那年，媽媽告訴我，外婆血尿好久了，一直瞞著我們，以為只是發炎，在基隆看醫生，吃藥也沒有用，問我怎麼辦？在雜誌社工作的我，醫藥知識還算 OK，一聽不妙，逼著外婆到台北看診。幾個舅舅出海上船工作，外公也已經過世，幸好外婆疼我，願意接受我的建議，讓我一手安排她的治療。我對那個嚇壞外公的醫院沒好感，雖然離我家很近，心裡難免有疙瘩，改去我經常採訪的醫院。醫生初步檢查後，第一句話就問外婆：「是不是喜歡吃發霉食物？」

　　原來外婆膀胱裡長了惡性腫瘤，差不多三公分大，醫生建議手術割除。得過癌症的外婆挺配合的，我問她：「怕不怕？」她倒回答得瀟灑：「不會啊，又不是沒有得

過。」她認定手術完，一切就沒問題了。

　　沒想到，事情不如我們所料的簡單。手術後的追蹤檢查，又發現腫瘤，只好改用化學針藥注射。外婆早就聽說化學治療的難受，起初不肯答應，我們連哄帶騙的，她才同意。直到第三次化療，她的血小板快速減少，全身皮膚瘀青，加上嘔吐腹瀉，食慾全無，難過到心情極糟。她拒絕再化療，醫生也認為她的身體受不了，建議她休息一陣子。

　　可是，癌細胞竄出來的速度太快，外婆說什麼都不肯再去醫院，我們總不能把她打昏吧！只好一邊請教醫師，一邊勸說外婆，改用電燒的方式。電燒治療帶來的痛楚比較少，追蹤檢查也正常，外婆的心情開朗不少。為了鼓勵她持續治療，我們就吃飯慶功，挑她喜歡的港式飲茶，她每次都把茶水喝得一滴不剩。因為醫生說的，要多喝水多走路。她以前擔心出門要上廁所，不敢喝太多水，現在為了健康，乖乖喝水。然後回到家裡，就在屋裡、院子裡不停繞圈走路。

　　就這樣，每次追蹤，不再發作就慶功，再發就電燒，可是，連燒三次後，我們詢問醫師：「這樣一直電燒，小

小的膀胱怎麼受得了？萬一不能電燒怎麼辦？」醫生的話讓我們好難過：「燒到無法燒，就會尿失禁，無法出門，你們就趁早帶她出去玩玩，吃她喜歡吃的。」

　　我幾乎不敢往下想，那不就是宣布死刑嗎？我們決定不跟外婆說事實，免得嚇壞她，只輕描淡寫的說：「只要乖乖聽醫生的話，病就會好。」外婆除了喝水、走路運動，也把醃製、油炸食品都戒掉了。她信心十足跟我們說：「耶穌治好過我一次，也會醫治我第二次。」

　　一年後，醫生宣布解除警報，我們歡喜慶功；這是外婆的第二次奇蹟。外婆先後兩次癌症，因為信心，把生命交給耶穌，也因為聽醫生的話，努力配合，快樂的活到了八十六歲。

以病為師

我一直這麼相信，醫治外婆的，是她的信心。她相信耶穌會醫治她。當我們信心十足時，藥效可以加倍，身體復原的速度會加倍，還有好細胞的增加也會加倍。醫生只管把病治好，切除癌細胞，那就算手術成功；或是用化學藥物，把我們的好壞細胞一起解決掉，也算差強人意的治療。

可是，我們的心呢？

醫生真的管不著，也無從管起，有太多病人掛號排隊等待他們治病。出院以後，我們就要靠自己了。的確，醫生們可以救你的身體，卻救不了你的心。我胸悶心悸泛紅潮，他開給我荷爾蒙；我恐慌害怕，他給我安神藥；我血壓高高到腦袋快要炸掉，他給我降血壓藥……不過，配合醫生還是很重要，只要醫生沒有放棄，病人的配合可以讓醫療達到更佳的效果，外婆就是一例。

治療前一定要跟醫生討論病情，了解他採取的治療方

式效果如何、他計畫切除什麼器官、有沒有後遺症？是否要繼續追蹤？飲食如何調理？如果你同時想要服用中藥，卻接受西醫的診治，也要事先告知醫生，以免療程結束，醫生無法確定到底是中醫的療效還是西醫的療效，反而耽誤你的病情與後續的治療。

當然，切記不要胡思亂想想太多，外婆就是很單純的想法，照樣過日子，照樣下廚做飯，打掃做家事。心情愉快也很重要。外婆是一個很容易開心的人，我們只要陪她吃好料理、陪她出門郊遊旅行、陪她過節過年過生日、送她小禮物小點心，她就會呵呵呵笑不停。家人都去上學上班時，她就坐在陽台乘涼，種種花，或是到屋前小公園散步，期待她的媳婦孫子回家。

我們四代同住一棟大樓，星期天一起到教堂做禮拜，全家都因為她的奇蹟得醫治，成了基督徒，這是她最值得誇耀的一件事，也是她生命最大的成就。我們也從她身上學會一件事：只要信，不要怕，面對苦痛、面對驚濤駭浪，不要害怕退縮，就是面對它。

謝謝外婆做我的好榜樣，讓我度過生命中許多風暴；也希望我能成為別人的好榜樣，一起度過生命中的風暴！

國家圖書館出版品預行編目(CIP)資料

遠離恐怖情人 / 溫小平作.-- 初版. --

臺北市：大塊文化，2014.01

面；　公分.-- (care；30)

ISBN 978-986-213-505-1 (平裝)

1.癌症 2.病人 3.通俗作品

417.8　　　　　　　　　　　102026744

CARE
Good Care ,
Good Living

CARE
Good Care ,
Good Living

CARE
Good Care ,
Good Living

CARE
Good Care ,
Good Living